予約の取れない整骨院の院長が教える

酒井式 肩こり・腰痛が治る体の動かし方

さかいクリニックグループ院長
酒井慎太郎

はじめに

この本を手に取ったあなたは、もしかして次のような悩みをお持ちなのではないでしょうか？

・肩や腰がつらくてしょっちゅう整体やマッサージに通っているのに、しばらくするとまた同じところが痛くなる。

・いつも座りっぱなしで仕事をしているので、首や肩、腰がこったり痛んだりするのは仕方ないと思っている。

・かなり若い頃から、肩や背中、腰など、いつも体のどこかにこりやハリがあるのが当たり前の状態になっている。

・慢性的な肩こりや腰痛に悩まされているけど、病院に行っても湿布をくれる程度の治療しかしてくれないので、もう完治しないものと半分あきらめている。

いかがでしょう。じつは、こうした悩みを持っている人には、ある共通する特徴があるのです。

それは、自分の日常の姿勢や体の使い方に対して関心が低いことです。

関節のこりや痛みなどのトラブルは、ほとんどが「姿勢の悪さ」「体の使い方の悪さ」からきています。マッサージや整体、湿布などの治療に頼っていったんは改善の方向に向かったとしても、いつもの姿勢でいつもと同じ体の使い方をしていれば、またいつもと同じところが痛んでくるのは当たり前。「姿勢」「体の使い方」という問題を変えようとしなければ、こりや痛みは治りません。いくらマッサージや整体に通ったとしても、〝一時しのぎの方法〟にしかならず、いつまでたっても根本的な解決にいたらないのです。

でも、姿勢や体の使い方なんて、普通、誰も教えてくれませんよね。

学校の先生も教えてくれないし、教科書を開いたって載っていない。だいたい、姿勢や体の使い方なんて、意識すること自体少ないはずです。多くの人は小さい頃から自己流の姿勢や体の使い方に慣れてしまい、そのまま成長して大人になってきているもの。つまり、正しい姿勢や正しい体の扱い方を身につける機会がないまま、現在に

現在

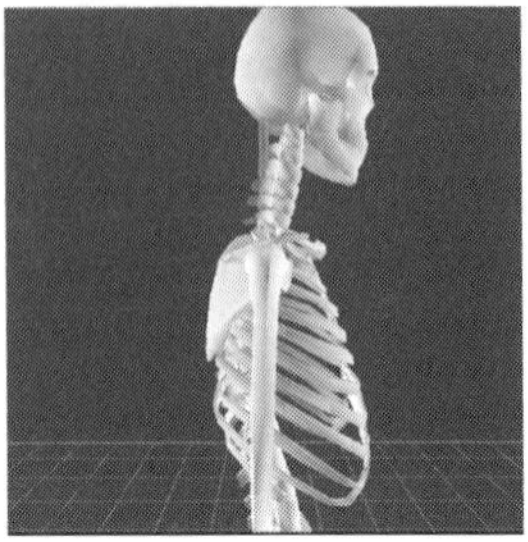

10年後

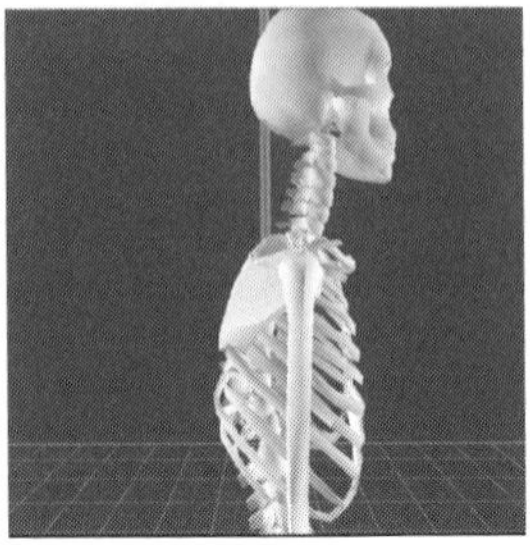

いたっているんですね。そして、自己流で身につけた姿勢や体の扱い方の悪さが原因で、年とともに体がだんだん痛んできて、腰、首、肩などの関節にこりや痛みを訴えるようになっていく……。

みなさんの場合はいかがでしょう。やはりこれと同じようなパターンをたどって、腰痛や首痛、肩こりなどの関節トラブルに悩まされるようになってしまった方が多いのではないでしょうか。

しかし、そもそも**人間の関節は、正しい姿勢をとって正しく動かしてさえいれば、そうそう痛むものではありません。**

そう簡単に痛まないという実例を挙げるなら、たとえば、アフリカの農村の女性が頭上に水瓶を載せて歩いている姿をテレビなどで見たことがないでしょうか。きっと〝かなり重そうなものを載せて、よくあれで首を痛めないもの

20年後

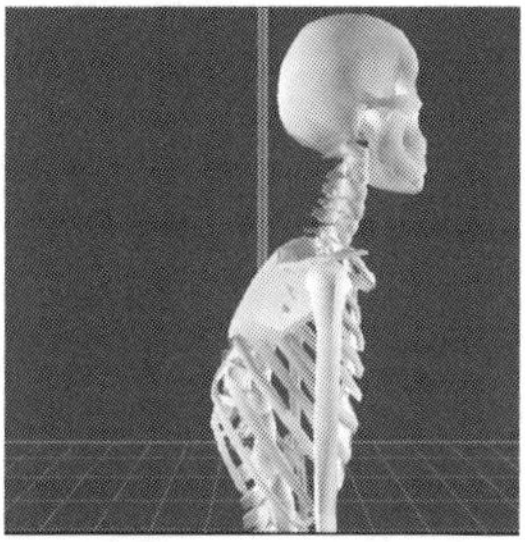

だ〃と思うでしょうが、実際にはそれほど負担がかかっていないのです。なぜなら、彼女たちは、頭上に物を載せる姿勢や歩き方のコツを学んでいて、ちゃんと荷物の重さを分散させる理にかなったフォームで体を動かしているからです。

つまり、腰も、首も、肩も、ちゃんと正しく扱ってさえいれば、痛むことなく、故障せずに長持ちさせることができる。それに、関節を正しく動かすように姿勢や体の扱い方を変えていけば、いま悩まされている腰痛、首痛、肩こりを解消させることだってできるのです。

ですから、関節や体の取り扱い方の〝コツ〟や〝技術〟を知っている人と知らない人とでは、ゆくゆくとても大きな差がつくことになるでしょう。10年後、20年後になって、関節の痛み具合はもちろん、体の動き具合や老け具合にも大きな差がつくだろうと予測できます。

みなさん、前のページの画像を見てください。これは、ある30代の女性患者さんの立ち姿勢を私の治療院に設置している「3D姿勢予測装置」で測ったものです。この機械は「現在」の姿勢をもとにして、「10年後の姿勢」、「20年後の姿勢」を3D画像で予測できるようになっています。

この患者さんは腰痛と肩こりがひどくて私の治療院に来られているのですが、現在の姿勢を見ると、頭が前に出ていて、ストレートネック（ゆるやかに湾曲しているはずの頸椎のカーブが消失し、まっすぐになってしまっていること）とねこ背の傾向が見られます。

そして、10年後、20年後になると、背中が丸くなって左に顔が傾き、どんどん姿勢が崩れていってしまっているのがわかります。きっと、このまま何もせずに放っていれば、関節の痛みに悩まされるのはもちろん、遠からず「背中やひざが曲がったおばあさんのような姿勢」になっていってしまうことでしょう。

でも、これは決して他人事ではありません。この女性患者さんと同じように、日頃の姿勢の悪さからストレートネックやねこ背を進行させてしまっている人は驚くほどたくさんいらっしゃいます。特にねこ背は日本人の8割が該当すると言われています。

そして、そういう方々の誰にも、この写真と同じように20年後にはおばあさんのような姿勢になって、腰、首、肩のトラブルにさんざん悩まされるようになってしまう可能性があるのです。

＊

私は、東京の王子で、「さかいクリニックグループ」という治療院を開業しています。私の治療院にいらっしゃるのは、腰痛、首痛、肩こり、ひざ痛などに悩まされている患者さんばかりです。全国各地から多数の患者さんがいらっしゃっていて、スタッフ力を合わせて1日170名以上の方を診させていただいているのですが、それでもかなり先まで予約が埋まってしまっている状態が続いています。

私の治療院が非常に多くの患者さんにご支持いただいている理由は、大きく二つあると思っています。

一つは「関節包内矯正《かんせつほうないきょうせい》」というオリジナルの治療を施している点です。後でご紹介しますが、この治療法は関節の痛みを解消させるのにたいへん有効であり、他の医療機関へ行っても治らなかった症状や、長年にわたって引きずってきた痛みを解消させることができます。

それともうひとつの理由は、姿勢や歩き方の指導に力を入れている点が挙げられます。関節トラブルを治していくには、**患者さん自身が痛みと姿勢の問題との「つながり」に気づいて、自分から問題点を改善していくこと**がたいへん大事になります。そのため当院では、患者さん一人ひとりに姿勢の重要性を説明し、歩き方や座り方などの体の動かし方を具体的に指導するようにしているのです。このように「痛みの治療」も「姿勢・動作指導」も、両方とも行なっている治療院は、おそらく全国でもかなり珍しいのではないかと思います。

ちなみに、先ほどご紹介した「3D姿勢予測装置」も、関節の痛みと姿勢との「つながり」を患者さんにしっかりわかっていただこうというねらいで導入したものです。「10年後、20年後に、自分の姿勢がこんなにひどいことになっている」という画像を見せられれば、どんな方でも「正しい姿勢をしっかり身につけなければ」という気持ちになりますよね。

このように、腰痛、首痛、肩こりを治していくには、患者さん一人ひとりが「痛み」と「姿勢の問題」との〝つながり〟をしっかり自覚することが非常に大切なのです。日頃、「悪い姿勢」や「間違った体の動かし方」を続けていることがどれくらい自分の将来にとってマイナスなのか。関節トラブルを解消していくには、その「事の大きさ」に気づいていただくことが何よりも肝心なわけですね。

人間には、「痛まないための姿勢」があり「痛まないための体の動かし方」があります。正しい姿勢や正しい体の動かし方の「型」に自分をハメてしまえば、関節は見違えるようになめらかに動き出すもの。そういった関節を正しく動かすスキルを学んで身につけていくことが、「痛まない体」「スムーズに動く体」をつくっていくことにつながっていくのです。

　この本では、これから、どういう姿勢や動作をとれば、痛みやこりにわずらわされることなくいつまでもスムーズに動く体をキープしていけるのか、私の考えを述べていきたいと思います。

　言わば、自分の体を正しく動かすため、自分の関節を痛めないための「取扱説明書」のようなものです。

　本書をお読みいただければ、痛みに悩まされている方は、痛み解消のためにどんなことをすればいいかがつかめることでしょう。また、将来の関節トラブルが不安な方は、そのトラブルを回避するためにどんなことをすればいいのかがつかめることでしょう。

私はよく患者さんに**「10年後の自分をイメージしながら体を動かしてみてください」**というアドバイスをします。今、正しい姿勢を学び、正しい体の動かし方を学ぶことは、確実に10年後、20年後の自分につながっていくのです。おそらく、その〝つながり〟の大切さがわかっている人とわかっていない人とでは、後々かなり大きな差がつくのではないでしょうか。

ですから、みなさんも〝将来へのつながり〟を意識しながら、首、肩、腰などの関節と接していってみてください。この「取扱説明書」を参考に、姿勢や体の扱い方のスキルをイチから学んでいきましょう。

正しい取り扱い方をマスターすれば、みなさんの関節はいつもベストの状態でなめらかに動き、故障知らずのまま末永く長持ちすることでしょう。いつまでも健康で若々しい体で、みなさんのこれからの人生をすばらしいものにしていきましょう。

2013年4月　酒井慎太郎

目次

第1章　首、肩、腰をゆるませる習慣をつけよう　45

第2章　すべての基本「立ち方」を変える　81

第3章　負担の少ない座り方を覚える　119

第4章　1日5分、歩き方を意識する　149

第5章
関節が喜ぶちょっとした生活習慣
——寝方、荷物の持ち方、入浴の仕方など 197

第6章　姿勢を変えれば人生が変わる　223

装丁：ムーブ
本文イラスト：福島康子
DTP：横内俊彦
編集協力：高橋明

序章

自分の関節の状態を知り、一生痛まない体を手に入れよう

知らず知らず「関節に悪い生活」をしていませんか？

みなさんにお聞きします。みなさんは「関節に悪い生活」がどういうものかご存じですか？

きっと、いろいろな答えが挙がってくると思いますが、私がとくによくないと思っているのは次の三つです。

「座ってばかりの生活」
「うつむいてばかりの生活」
「歩かない生活」

「座ってばかりの生活」をしていると、腰や骨盤の関節に絶えず負担がかかり続けることになります。パソコンや携帯の画面からいつも目を離さず「うつむいてばかりの生活」をしていると、首や肩の関節に大きなダメージが残ることになります。そして、

「歩かない生活」をしていると、関節や筋肉の機能がどんどん衰えていくことになってしまいます。こういう生活を毎日積み重ねてしまうことがいちばん関節によくないのです。**この三つを長年にわたって続けようものなら、首、肩、腰などの関節に痛みが現われないほうが不思議**だと言えるでしょう。

しかし――

みなさん、ちょっとご自身の日常を振り返ってみてください。

ひょっとして、「座ってばかり」「うつむいてばかり」「歩かない」がいつの間にか当たり前のことになってしまってはいませんか？

朝起きて、電車やバスで会社へ行って、会社に着いたらほとんど一日中パソコンの前で座りっぱなし、うつむきっぱなし……休憩時間や移動時間も携帯やスマホに釘づけで、家に帰ったらテレビを観たりネットをチェックしたりして、あとは寝るだけ……1日に歩くのは朝夕の通勤時の移動とランチやトイレのときくらい――そういう毎日をくり返すのが当たり前になってしまってはいないでしょうか。

こういう生活が〝普通〟になってくると、毎日同じような動きしかせず、生活のなかでいつも同じような関節しか使っていないことになります。しかも、座りっぱなし、うつむきっぱなしですから、首、肩、腰などの特定の関節ばかりを酷使し続けて、他の関節はあまり使われないという「非常にバランスの悪い関節の使われ方」が定着していってしまうことになります。

するとみなさんどうなると思いますか？

こういうバランスの悪い体の使い方を続けていると、てきめんに姿勢が崩れてくるのです。

たとえば、うつむいてばかりいると、重い頭を支え続ける頸椎《けいつい》に負担がかかり、「ストレートネック」が進みやすくなりますし、前かがみで座ってばかりいると胸椎《きょうつい》や腰椎《ようつい》に前寄りの重心がかかるクセがついてしまい、「ねこ背」が進みやすくなります。頭が前に出て、背中が丸くなって、見た目の姿勢の印象もかなりのマイナスになってしまうことでしょう。また、ろくに歩かないでいれば、骨盤の関節やひざ関節の動きが悪くなり、下半身に脂肪がつきやすくなったり、ひざが曲がってくるということにもつながってきます。

そして、こうした姿勢の崩れが定着してくると、首、肩、腰などに集中する負担がより大きくなって、ついに関節が痛みという悲鳴を上げることになります。

つまり、体の関節をアンバランスに使う日々の習慣が姿勢の崩れにつながり、その姿勢の崩れが関節の痛みへとつながっていくわけです。

いかがでしょう。

「座ってばかり」「うつむいてばかり」「歩かない」——こういう生活が〝普通〟になってしまうと、遅かれ早かれ関節にトラブルが現われるようになるのです。パソコンや携帯が普及した今の社会では、わざわざ足を運ばなくても座ったまま、ほとんどのことができるようになってきています。現代社会は、どんどん関節を衰えさせやすい方向へ進んでいるのです。そしてこれは、**どんな人にも「知らず知らずのうちに関節を衰えさせてしまう危険」がある状況**だと言えるのではないでしょうか。

みなさん、少し心配になってきていませんか?

では、試しに関節が正しく働いているかどうかのチェックをしてみましょうか。みなさん、次ページからの**「関節年齢テスト」**にぜひチャレンジしてみてください。このテストは関節の動き具合を調べる「動作チェック編」と、日頃の生活習慣や体の調子で判断する**「問診チェック編」**に分かれています。それぞれの点数を出して、27ページの診断で自分の関節年齢を割り出してみましょう。

関節年齢テスト① 動作チェック編

立ち姿勢＆首の関節チェック

壁を背にして「気をつけ」の姿勢をとったとき、右の4点が壁につきますか？

Ⓐ 4点とも自然につく → 0点

Ⓑ 意識してつけようとしないと、後頭部がつかない → 3点

Ⓒ 後頭部がまったく壁につかない → 5点

□点

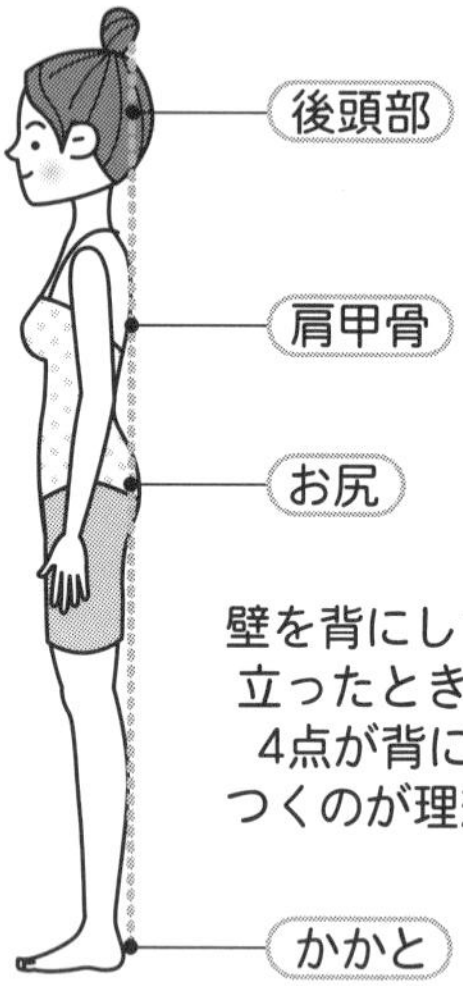
壁を背にして立ったとき、4点が背につくのが理想

肩関節のチェック

右のように背中で手を組めますか？

Ⓐ 左右ともすんなり組める → 0点

Ⓑ どちらか片方しか組めない → 3点

Ⓒ 両方とも組めない→ 5点

□点

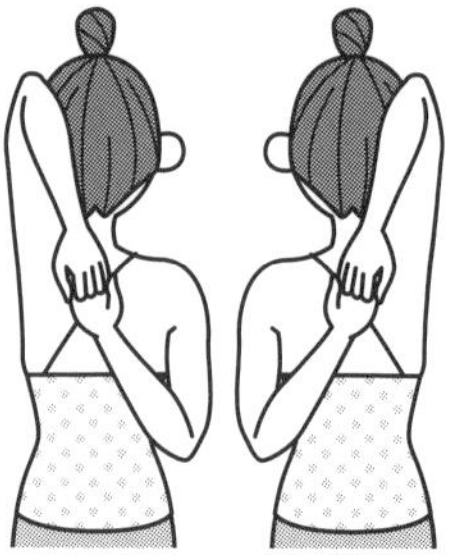

腰の関節のチェック

次の動きをしてみて、2と4のとき、床と肩との間にどれくらい隙間ができますか？

1. 右ひざを床につけて

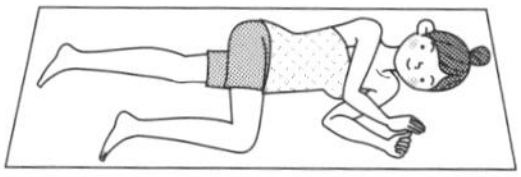

2. 右腕を顔ごと右側へ

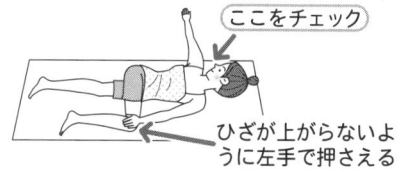

ここをチェック
ひざが上がらないように左手で押さえる

3. 右ひざを床につけて

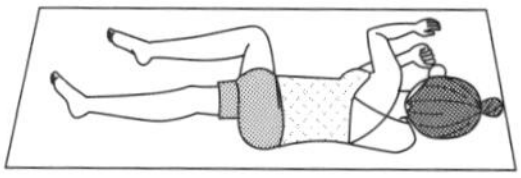

4. 左腕を顔ごと左側へ

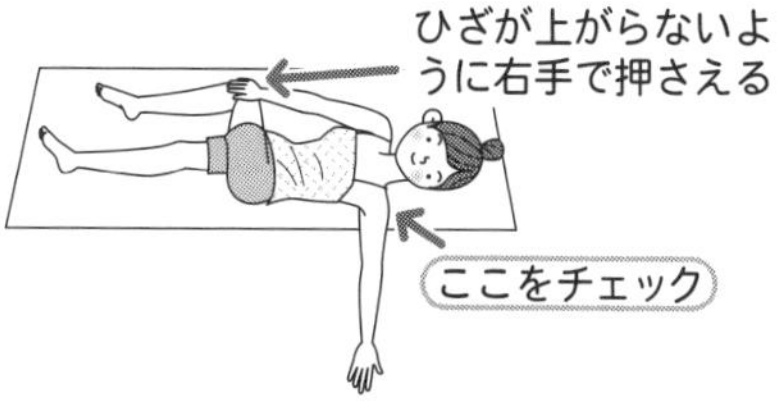

ひざが上がらないように右手で押さえる
ここをチェック

C 隙間がこぶし1個分以上 → 5点

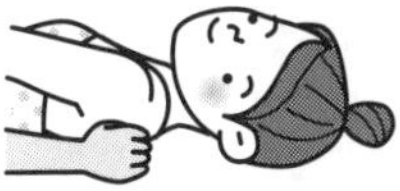

B 隙間がこぶし1個分 → 3点

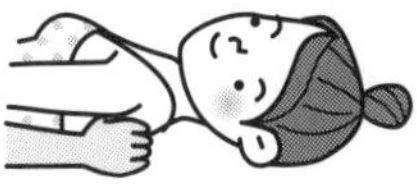

A 肩が床につく → 0点

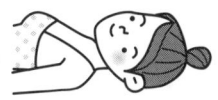

□点

テスト1の合計点数 □点

関節年齢テスト② 問診チェック編

次の質問のうち、自分によく当てはあると思うものに☑を入れてください。当てはまった項目は、1項目1点として合計の点数を出しましょう。

【首・肩の関節】

□ 肩や首はいつも「こっている」のが当たり前の状態になっている
□ 仕事などでパソコンを1日に1時間以上使う
□ 電車内や休憩時間など、ヒマさえあれば携帯やスマホをいじっている
□ 行きつけのマッサージ店がある。あるいは、ツボ押しやマッサージグッズを愛用している
□ 朝、起きたときから首や肩にこりやハリがある
□ 首や肩だけでなく、背中もこっている
□ 他人から「ねこ背」を指摘されたことがある

□ 枕がないと、なんとなく落ち着かなくて寝られない
□ 首や肩が痛く、腕や手先がしびれることがある
□ くしゃみや咳をすると、首や腕に響くような痛みが走る
□ 首や肩の症状に伴って、頭痛、めまい、吐き気、耳鳴りなどの症状が現われる
□ 後ろに振り向きづらい。または、首を動かしづらい
□ 肩が激しく痛み、腕を上げられない
□ 夜中、肩がじんじん痛む。あるいは、一方の肩を下にして寝ることができない
□ 整形外科などで「ストレートネック」を指摘されたことがある

【腰の関節チェック】

□ デスクワーク中心の仕事をしていて、座りっぱなしであることが多い
□ 前かがみ姿勢になることの多い仕事をしている。あるいは、長時間立ちっぱなしの仕事をしている
□ 家にいるときは、やわらかいソファでくつろいで過ごすことが多い
□ 仕事などで、車を長時間運転する機会が多い

□ 腰のハリをいつも感じている。あるいは、腰をトントン叩くのがクセになっている

□ いつも同じ側の足を上にして足を組んだり、いつも同じ側の手で荷物を持ったりするのがクセになっている

□ 朝、目覚めて、布団から立ち上がるまでに、腰が痛くて時間がかかる

□ 冷え、生理痛、生理不順、便秘、むくみなどのプチ不調をいつも感じている

□ 腰だけでなく、お尻や足にも痛みやしびれがある

□ くしゃみや咳をすると、腰に響くような痛みが走る

□ ぎっくり腰の経験がある

□ イスに長時間座っていられない。1時間もしないうちに腰が痛くなる

□ フローリングや畳など、硬い床の上で仰向けに寝そべることができない

□ 近所のスーパーへ行くのにも車や自転車を使い、ほとんど歩いていない

□ 腰が痛くて病院へ行ったが原因がはっきりせず、その後そのままにしている

テスト②の合計点数 □ 点

●関節年齢診断　テスト①＋テスト②の合計点数――□点

0点～10点→実年齢にふさわしい関節年齢

首、肩、腰などの関節には、まだ目立った衰えはないようです。毎日の姿勢や体の動かし方に気をつけ、今の調子をキープしていきましょう。

11点～20点→実年齢＋5歳の関節年齢

関節に少し疲れが出ているようです。「座りっぱなし」「うつむきっぱなし」で「歩かない」生活をしていないか、習慣を見直してみましょう。

21点～30点→実年齢＋10歳の関節年齢

かなり関節が傷んできています。きっと、すでにこりや痛みに悩まされているはず。今のうちに対策を講じないと、この先がたいへんです。

31点～45点→実年齢＋20歳の関節年齢

関節が悲鳴を上げています。放っていたら痛みなどの症状が進んで日常の生活行動にも困ることに。関節の治療とケアに本腰を入れてください。

自分の体を動かすための「正しい手順」を学ぼう

みなさんの「関節年齢テスト」の結果はいかがでしたか?

おそらく、テストの結果、関節年齢が自分の実際の年齢よりもかなり高くなってしまった方も少なくないのではないでしょうか。

先ほども申し上げたように、今の時代は、「座ってばかり」「うつむいてばかり」「歩かない」という「関節に悪い生活」を送ることが普通のことになりつつあります。何も手を打たないまま、長年普通の生活を送っていたとしたら、ただそれだけで「気がついたら、首、肩、腰などの関節がボロボロに傷んでしまっていた」ということになりかねないのです。

関節の衰えは、すでに20歳のときから始まっています。

腰椎や頸椎でクッションの役割を果たしている椎間板は、20歳前後から徐々に弾力性を失っていき、「固まりやすい状態」「故障しやすい状態」へと変化していきます。20代の若いうちから「関節に悪い生活」をしていたとしたら、この椎間板の衰えが早く進んでしまい、痛みなどの関節トラブルもより早く現われるようになると考えられます。ですから、20代、30代の方々も「まだ、若いから大丈夫」なんて言っていられません。関節の衰えは、年齢にかかわらず、もはや誰にとっても他人事では済まされない問題なのです。

では、いったいどんな手を打っていけばいいのか。

私は、とにかく**できるだけ早いうちに「正しい姿勢」と「正しい関節の動かし方」を身につけるべき**だと思います。

そもそも、姿勢や体の動かし方というものは、ほとんどの人がちゃんと学習しているわけではありません。いまでこそ「姿勢教室」や「歩き方教室」などができ始めていますが、そういうことに関心があって勉強している人はほんのわずか。たぶん99パーセントの日本人は、姿勢や体の動かし方のことなど、誰からも教わらないまま、自己流で覚えて成長してきたはずです。

でも、その**「自己流で身につけた方法」が正しいとは限りません。むしろ、大多数の人は間違っているといっていい**でしょう。姿勢にヘンなクセがついていたり、歩き方や座り方などの体の動かし方が間違っていたりすることが、多くのゆがみを生じさせてしまうのです。なかには悲惨な状態になっている人もたくさんいらっしゃいます。すなわち、自己流で築いてきたことはしょせん「自己流」であり、**「体を動かすための正しい手順」**は別にある。だから、その「正しい手順」をイチからしっかり学習して、脳と体に覚え込ませていくべきなのです。

正しい姿勢と関節の動かし方を身につけ、正しい手順で体を動かせるようになれば、首、肩、腰などの関節はそうそう傷むことはありません。また、すでに多少傷んでいたとしても、正しい手順で動かしていれば、痛みなどの関節トラブルも解消へと向かいます。軽い腰痛や首痛などは、正しい手順で体を扱っていれば、簡単に消し飛んでしまうことでしょう。

ですから、みなさん、いいかげん「自己流」を卒業して、正しい道を歩み始めるようにしてください。

私は、そうやって自分の体の扱い方を学び、正しい道を進んでいくことが「関節に良い生活」を身につけることにつながっていくのだと思います。

今の時代は、**放っていれば誰しもどんどん「関節に悪い生活」へと傾いていってしまいます。だからこそ、日々姿勢や体の動かし方のことを強く意識して「関節に良い**

生活」を心がけていく必要があるのです。

関節がスムーズに動いていない人は人生で大きな損をする

私は、正しい姿勢と体の動かし方を身につけているかどうかは、その人の人生を左右するくらい大きな問題だと考えています。単に、痛みやこりに悩まされるかどうかというだけの問題ではないのです。

だって考えてみてください。

みなさん、ぎっくり腰などのトラブルで、ろくに体を動かせなくなったとしたらどうしますか？　痛みがひどければ、外出はもちろん、歩いたり着替えたりといった生活動作までつらくなるかもしれません。当然、仕事も休まざるを得なくなります。そして、もしそういう痛みがずっと続いたとしたらどうなるでしょう。この先、仕事を続けていけるかどうかも危うくなってきますし、痛みのせいで生活が立ち行かなくなってくることだって考えられますよね。実際に、そういう危機感を持ちながら、首、肩、腰の痛みと闘っている方はたくさんいらっしゃいます。

それに、痛みのせいで、行動が制限されるようになると、行けるはずの場所にも行けないし、会えるはずの人にも会えないといったことがしょっちゅう起こるようになります。腰が痛くて友人の結婚式に出られなくなったり、ぎっくり腰でお見合いをとりやめたりするというのも、よく聞く話ですし、関節トラブルのせいで大事な仕事のチャンスを逃してしまったり、楽しみにしていた旅行に行けなくなったりというケースもよく耳にします。

つまり、首、肩、腰などに痛みを抱えていると、思い通りの行動がとれず、人生のいろいろな局面で損をしたり、つかめるはずのチャンスをつかめなかったりすることが多くなるのです。こういうふうに、**関節がしっかり動いているかどうかによって、その人の人生が明暗を分ける**というケースは、決してめずらしいことではありません。

そして、そういう人生の大事な局面でいつもスムーズに関節を動かせるかどうかは、その人がいかに正しい姿勢や体の動かし方を身につけているかどうかにかかってくることになります。ですから、「正しい姿勢や体の動かし方」をしっかり身につけている人とそうでない人とでは、ゆくゆくの人生に大きな差がついてくることになるのです。

姿勢で幸せをつかむ人、姿勢で苦労を背負う人

ちょっとここで、簡単なシミュレーションをしてみましょうか。

仮にここに、AさんとBさんという30代の二人の女性がいたとします。二人はともに会社ではパソコン作業を主としたデスクワークをしていて、Aさんのほうは「関節にいい姿勢や体の動かし方」をきちんと身につけていて、Bさんのほうは身につけていなかったとしましょう。

Aさんは、きれいな姿勢がいかに自分にプラスになるかをよく知っています。パソコンを打っているときも、書類に向かっているときも、頭を上げて背すじをまっすぐ伸ばした姿勢をとることを意識しています。30分に一度は席を離れて、体を伸ばすことも忘れません。また、仕事が終わったら、会社から駅までの10分と駅から家までの20分、雨でない限り歩くようにしています。仕事上どうしても座っている時間が長くなりがちなので、歩ける状況のときは、なるべく歩いて体を動かすように心がけているのです。そして、歩くときはもちろん、料理をするときや家でくつろいでいるとき

も、姿勢から意識を離さないように習慣づけています。

一方のBさんは、昔から姿勢のことなどあまり気にしてきませんでした。仕事で長い時間パソコンを打っていると、疲れてくるにつれて、頭が前に出て、背中が丸まったひどい姿勢になってしまいます。そのくせ、いったん集中すると席を離れたくないほうで、悪い姿勢のまま何時間もデスクにへばりついていることもめずらしくありません。たまに休憩をすると、すかさず携帯を取り出して操作に没頭。1日の仕事が終わると、バス→電車→自転車と乗り継いで、ほとんど歩くことなく家に到着します。そして、家に帰ってからは、ふかふかのソファでくつろぎながら夜遅くまでテレビを見たり、携帯をいじっていたり……ときにはそのソファに座ったまま眠ってしまうこともあります。

さて、このままの生活を続けていたとしたら、AさんとBさんとでは、その後どのような差がつくことになるでしょうか。

みなさんのご想像通り、Aさんは首痛、肩こり、腰痛などのトラブルに見舞われることもなく、体調もよく関節もよく動いて、順調な日々を送られることでしょう。普段からきれいな姿勢をとっていると周りの人から一目置かれるようになりますから、上司や同僚からの評価が高まって、仕事でステップアップを果たすことができるかもしれません。きっと、プライベートでもいい縁に恵まれ、長きにわたり健康で幸せな人生を送っていけるのではないでしょうか。

では、Bさんのほうはどうでしょうか。

今のままの生活を続けていたら、首、肩、腰が悲鳴を上げるのは時間の問題でしょうね。仕事中の姿勢が悪いBさんには、もうすでにストレートネックやねこ背などの姿勢の崩れのクセがついてしまっているはず。最初は、首、肩、腰にハリやこりがひどくなり、おそらくBさんはマッサージなどでなんとかこりをほぐそうとすることでしょう。でも、普段の姿勢や体の動かし方が悪ければ、体をほぐしてもすぐにもとに戻ってしまいます。そのうち、マッサージをしてもこりやハリ、痛みがとれなくなり、頸椎や腰椎に異常が出てくるようになるはずです。

たぶんBさんは数年もしないうちに、頸椎症や椎間板症、椎間板ヘルニアなどの症状を訴えるようになるでしょう。頸椎症であれば、首痛、肩痛はもちろん、腕や手指のしびれなどが現われてきますし、頭痛、めまい、吐き気、耳鳴りなどの自律神経失調症状が現われてくることもあります。腰の椎間板症や椎間板ヘルニアになれば、腰

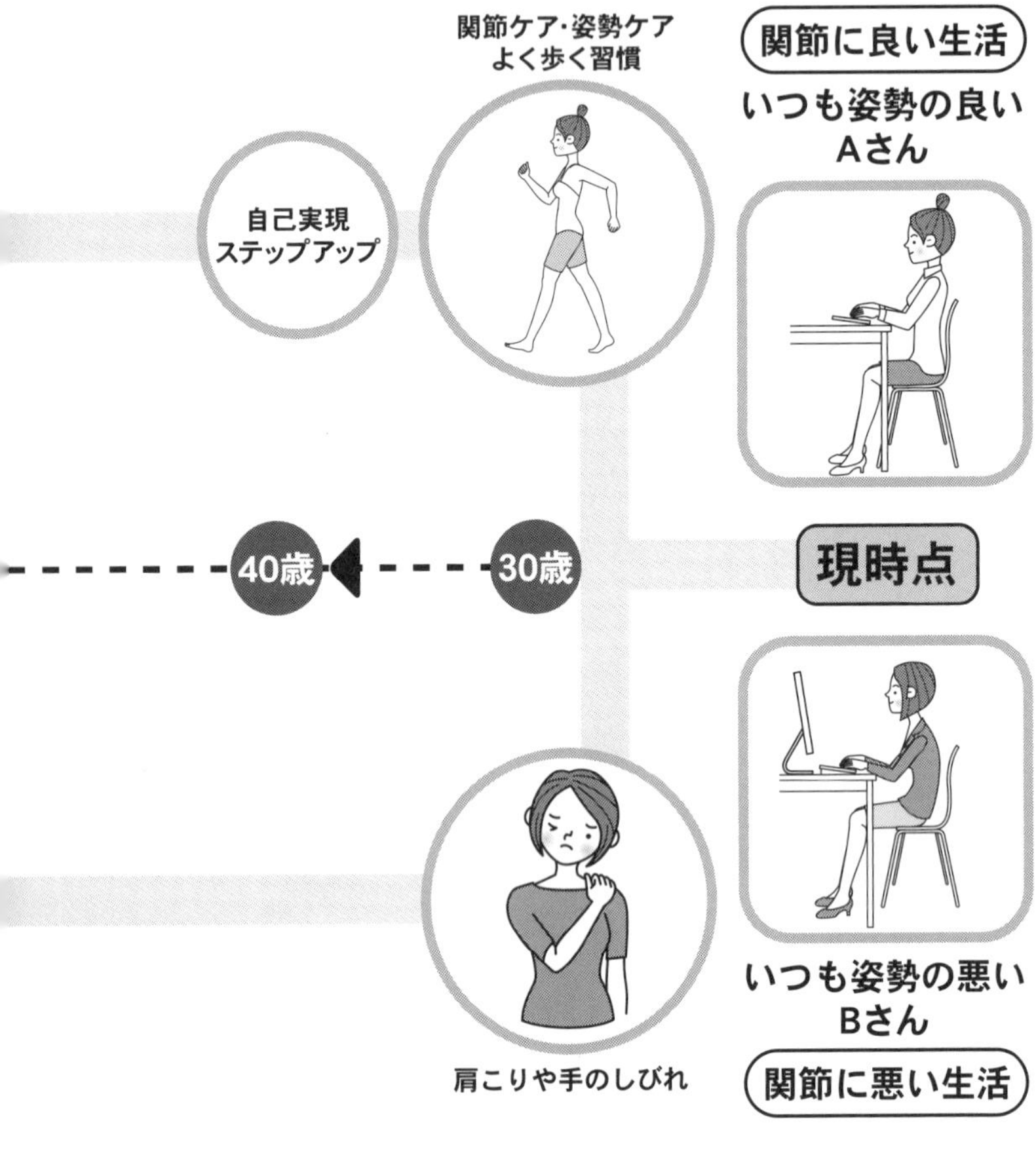

関節ケア・姿勢ケア
よく歩く習慣
関節に良い生活
いつも姿勢の良い
Aさん
自己実現
ステップアップ
40歳
30歳
現時点
いつも姿勢の悪い
Bさん
肩こりや手のしびれ
関節に悪い生活

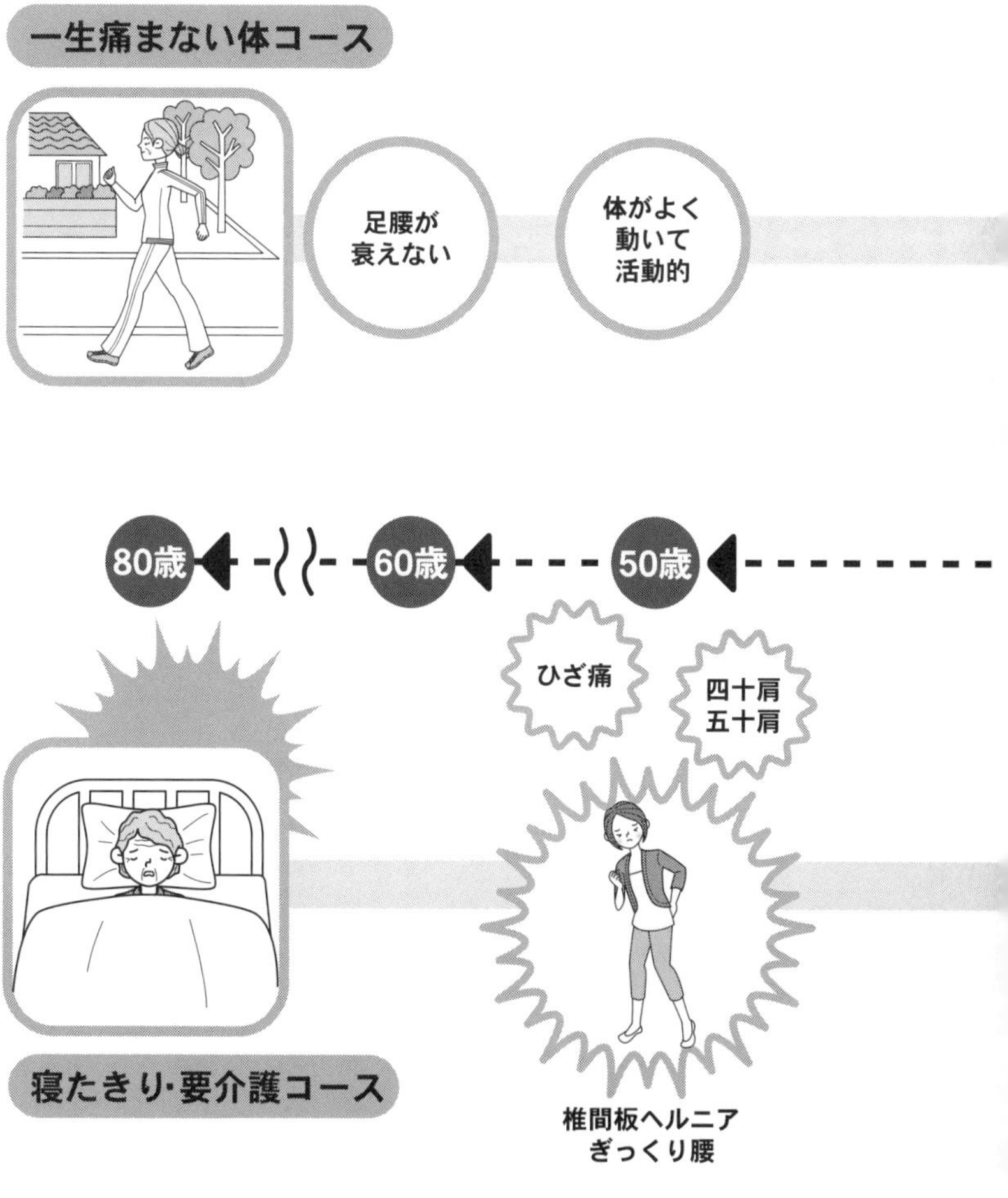
一生痛まない体コース
足腰が
衰えない
体がよく
動いて
活動的
80歳
60歳
50歳
ひざ痛
四十肩
五十肩
寝たきり･要介護コース
椎間板ヘルニア
ぎっくり腰

が痛くて長く座っていられなくなったり、くり返しぎっくり腰に見舞われたりするようになってきます。こうなると、仕事や日常生活にも支障が現われてきます。

そのうえ、**こういった関節トラブルの厄介なところは、困って病院へ行ってもすっきり治るとは限らない点**です。首痛や腰痛では、レントゲンなどで明確な「異常」が確認されない限り「原因不明の痛み」として扱われてしまうことが多く、治療も痛み止めや湿布程度しかされないというケースが少なくありません。一般の病院では姿勢改善のアドバイスなどもありません。そのため、何年何十年とつらい痛みを引きずってしまう人が後を絶たないのです。Ｂさんがそういうパターンにハマる可能性も大いにあるわけですね。

もし、姿勢や体の動かし方を根本改善しないまま、長期間にわたって痛みを抱えることになったとしたら、Ｂさんの関節の機能はどんどん衰えていってしまいます。中高年になると症状の幅も広がってくるので、四十肩・五十肩や脊柱管狭窄症《せきちゅうかんきょうさくしょう》などの厄介な痛みに悩まされるようになるかもしれません。また、腰痛持ちの人にはひざ痛を発症する人が多く、あちこちの関節の痛みにより、歩行などの基本動作に影響が出てくることも考えられます。

つまり、20代、30代の若いときに姿勢を顧みない生活をしていると、40代、50代になってさんざん苦労をすることになるのです。Bさんも、まだまだ人生はこれからという時期に、関節の痛みから思うような行動がとれず、仕事でもプライベートでも人生の可能性を狭めていってしまうことになってしまうのではないでしょうか。

「ロコモになる道」か、それとも「一生痛まない道」か

みなさん、「Aさんコース」と「Bさんコース」とで、すでにかなりの差がついてしまっていることがおわかりですよね。

ただ、じつはまだ怖いのはこれから先なのです。

みなさんは**「ロコモティブ・シンドローム」**という言葉を聞いたことがあるでしょうか。最近は「ロコモ」という略称で呼ばれることのほうが多いようですが、これは直訳すると「運動《うんどう》器《き》症候群《しょうこうぐん》」という意味で、筋肉や骨、関節などの運動器トラブルによって寝たきりや要介護になりやすい状態のことを指します。

すなわち、ロコモとは「寝たきり予備群」のようなもの。先のBさんのように慢性

的に関節トラブルを抱えている人は、ほとんどがこのロコモに該当するということになります。今、日本では40歳以上で推定４７００万人（国民の約３人に１人！）がロコモに相当するとされていて、目下、厚生労働省がこのロコモ対策のためのキャンペーンを行なっています。

ですから、ロコモに該当するBさんは、言ってみれば、**すでに「寝たきり」「要介護」という世界に片足を突っ込んでしまっているようなもの**なのです。首、肩、腰、ひざなどに痛みを抱えていれば、次第に行動範囲が狭くなって、家を出る機会が減っていくことでしょう。仕事などの外出の必要がなくなれば、ほとんど家にこもるような生活になってしまうかもしれません。しかし、関節や筋肉は、そうやって使わずにいると加速度的に衰えていってしまいます。骨ももろくなるため、ちょっと転んで骨折でもしようものなら、布団から離れられなくなってしまうかもしれません。そうやって、運動器の衰えとともに、どんどん「寝たきり」「要介護」へと近づいていってしまうわけですね。

だから、AさんとBさんの「老後」を比べてみると、Aさんが歳をとってもどこも痛まずピンピンしているのに対し、Bさんは関節が痛くて体が思うように動かず、布団から離れられないまま、どんどん弱っていってしまう――そういう極端な差がつく可能性も十分に考えられるわけです。おそらく、姿勢や関節を大事にしてきた人と大事にしてこなかった人とでは、寿命にも大きな差がつくことになるのではないでしょうか。

みなさん、いかがでしょう。

まだ若い方は、「寝たきり」「要介護」などと言われてもピンと来ないかもしれません。きっと、まだまだ先の遠い世界のことと感じるでしょう。

でも、AさんとBさんのシミュレーションからもわかるように、「いま現在の姿勢の良し悪し」と「将来、歳をとってからの体の動きの良し悪し」は、たいへん太い糸でつながっているのです。

そして――

だからこそ、その「つながり」をしっかりと自覚して、今、姿勢を正し、関節を正しく動かしていくことが大切なのです。

さあ、みなさんの前に分かれ道があり、それぞれ二つの方向に延びています。一つはAさんの歩んだ「健康で一生痛まない体」へ至る道です。もうひとつはBさんの歩んだ「寝たきり」「要介護」へ至る道です。

みなさんはどっちの道を進むことを選びますか？

もちろん、わざわざ自分から「痛みで苦労をする道」「自分の人生を狭める道」を選ぶ人はいないですよね。

だったら、今すぐ正しい姿勢を学び、正しい関節の使い方を学んで、「正しい道」へと一歩を踏み出してください。「座ってばかりの生活」「うつむいてばかりの生活」「歩かない生活」ときっぱり縁を切って、「関節に良い生活」へと毎日を切り替えていってください。

私は、「関節に良い生活」を送って正しいコースを進んでいくには、**「関節ケア」**と**「姿勢ケア」の二段構え**で臨むのがいいと考えています。

関節は、正しい可動域をキープしていてこそスムーズに動くものであり、そのためには、日々関節を適度にゆるませながら使っていかなくてはなりません。「関節ケア」はそのために必要な心得です。このケアを習慣にしていれば、軽い関節の痛みならすぐにとれてしまいますし、滅多に関節が痛むこともありません。この方法論については、次の章で紹介していきます。

また、もう一方の「姿勢ケア」のほうは、正しい姿勢と正しい関節の動かし方を心得て、それを日々の生活のなかで実践していくためのメソッドです。こちらのノウハウについては、第2章以降、「立ち方」「座り方」「歩き方」などの動作ごとにくわしく紹介していくことにしましょう。

私は、こうしたケアを身につけて**正しい道を歩んでいけば、首、肩、腰などの関節は一生傷まない**と考えています。また、姿勢が美しくなり、体の関節がよく回るようになると、いろいろなことがうまく回転するようになって、より充実した人生を歩んでいけるようになるとも考えています。

ぜひみなさん、将来へつながる道を歩んでください。自分の今の関節の状況を把握して、できるだけ早く一歩を踏み出してください。そして、これから先の自分の人生を「健康で美しく、一生痛むことのないコース」へとシフトしていくようにしましょう。

第1章

首、肩、腰を
ゆるませる習慣をつけよう

関節の可動域が落ちてしまってはいませんか？

関節をスムーズに動かすために、一番大切なものは何か——もしそう聞かれたとしたら、私は即座に**「可動域」**と答えます。

「可動域」とは、「関節が動くことのできる範囲のこと」。動く範囲が大きければ関節の動きがよくなりますし、動く範囲が小さいと、関節が本来動くべきところまで動かず、体の動作がぎこちなくなってしまいます。関節がなめらかに動くには、正常可動域がキープされていることが必須の条件だと言っていいでしょう。

ところが、いつも悪い姿勢をとっていたり、座ってばかりでろくに歩いていなかったりすると、関節の可動域が狭くなりがちなのです。悪い姿勢をとり続けるのは関節にバランスの悪い力がかかり続けるようなものであり、関節内で骨同士のひっかかりが起こることが多くなります。

また、本来使われるはずの関節が使われず、関節が固まって癒着《ゆちゃく》を起こしやすくなります。こうした状況が続くと、次第に関節内での骨の動きが悪くなり、可動域が縮小していってしまうんですね。

たとえば、みなさんのなかに、歩いているときに、わずかな段差につまずいて転んでしまったり、小さな障害物に足をひっかけてしまったりという経験をされた方はいらっしゃいませんか？　それは、何を隠そう、ひざ関節の可動域が落ちてきたという証拠です。ひざの関節の動く範囲が狭まり、本来上がるはずのところまでひざが上がっていないために、足がひっかかってしまうんですね。よく子どもの運動会などでかけっこをして思いっきり転んでいる保護者の方がいますが、あれも若いときに比べて足腰の関節可動域が落ちてきた証拠だと言えるでしょう。

つまり、**もっと動くはずの関節が動かなくなってきているから、体が思うように動かなくなるの**です。きっと、みなさんのなかにも、知らないうちに関節の可動域を落としてしまっている人が少なくないのではないでしょうか。

なお、可動域の縮小が進むと、その関節に大きな負担がかかるようになって、関節が痛みという悲鳴を上げやすくなります。関節可動域が狭くなるということは、機械で言えば、歯車が本来回るところまで回らなくなるようなもの。本来の働きができなくなれば、当然その歯車に大きな圧力がかかってきます。そのあまりのプレッシャーに歯車が持ちこたえられなくなってくると、痛みなどのトラブルが発生することになるわけですね。

そして、体の多くの関節の**なかでも可動域のトラブルが現われやすいのが、首、肩、腰、ひざなどの荷重関節**なのです。

人間は二足歩行をする動物であり、常に重力に逆らって頭や体の重みを支えています。荷重関節というのは、そのタテの重みがプレッシャーとしてのしかかりやすい関節のことを指します。首の関節は頭の荷重を支えていますし、腰や骨盤の関節は上半身の荷重を支えています。さらにひざの関節は、体のほとんどの荷重を支えていることになります。これらの関節は、寝ているとき以外はずっとタテの荷重に耐えて体を支えているようなもの。ですから、荷重負担によって関節のすき間（関節腔《かんせつくう》といいます）が狭くなりやすく、関節の動きが悪くなりやすいのです。当然、荷重関節には痛みも現われやすくなります。

では、こうしたトラブルを避けるにはどうすればいいのか。

そのためには、**関節をいつも適度にゆるませて、正常可動域をキープしていくことが大切**になってきます。

くり返しますが、現代では「座ってばかりの生活」「うつむいてばかりの生活」「歩かない生活」が当たり前のことのようになりつつあります。そういう生活に慣れてしまうと、関節の可動域はどんどん縮小し、どんどん体の動きが悪くなっていってしまうことでしょう。

ですから、そうならないために、普段から関節を適度にゆるませて、動きをよくしておく習慣をつけるといいのです。

この章では、首、肩、腰などの荷重関節の可動域を保って、スムーズな体の動きをキープするための関節ケアの方法を紹介していきましょう。この関節ケアは「痛みの解消」と「痛みの予防」の両方に役立ちます。みなさん、毎日の習慣にして正常可動域をキープしていくようにしてください。

荷重関節の動きのカギになっているのは「仙腸関節」

なお、関節ケアのノウハウに入る前に、みなさんにひとつ知識として押さえておいていただきたい点があります。というのは、首、腰、ひざなどの荷重関節に非常に大きな影響を持っている関節があるのです。

それが**仙腸関節**《せんちょうかんせつ》と呼ばれる「骨盤の左右にある細長い関節」です。

仙腸関節は、骨盤中央の仙骨《せんこつ》と左右の腸骨《ちょうこつ》との境目にある関節であり、前後左右に数ミリほど動くことが知られています。

そして、実はこの**仙腸関節に「数ミリの可動域」があるかないかによって、他の関節の動きに大きな差が生まれる**ことになるのです。本当に、体の動きの良し悪しも、関節の傷みやすさも、この仙腸関節の動き次第で決まると言っても差し支えありません。仙腸関節こそは、全身の数多くの関節のなかでも一番のカギとなる重要関節だと言っていいでしょう。

どうしてそんなにこの関節が重要なのかというと、体全体のクッションの役割を果たしているからです。

先ほど述べたように、首、腰、ひざなどの荷重関節は常に体の重みを支え、そのプレッシャーに耐えながら役目を果たしています。要するに、仙腸関節は数ミリの可動域をクッションにして、こうした荷重プレッシャーをやわらげる働きをしているのです。関節部分を緩衝《かんしょう》地帯とすることで、体の重みや外部から加わる衝撃を吸収し、

骨盤の構造と仙腸関節の位置

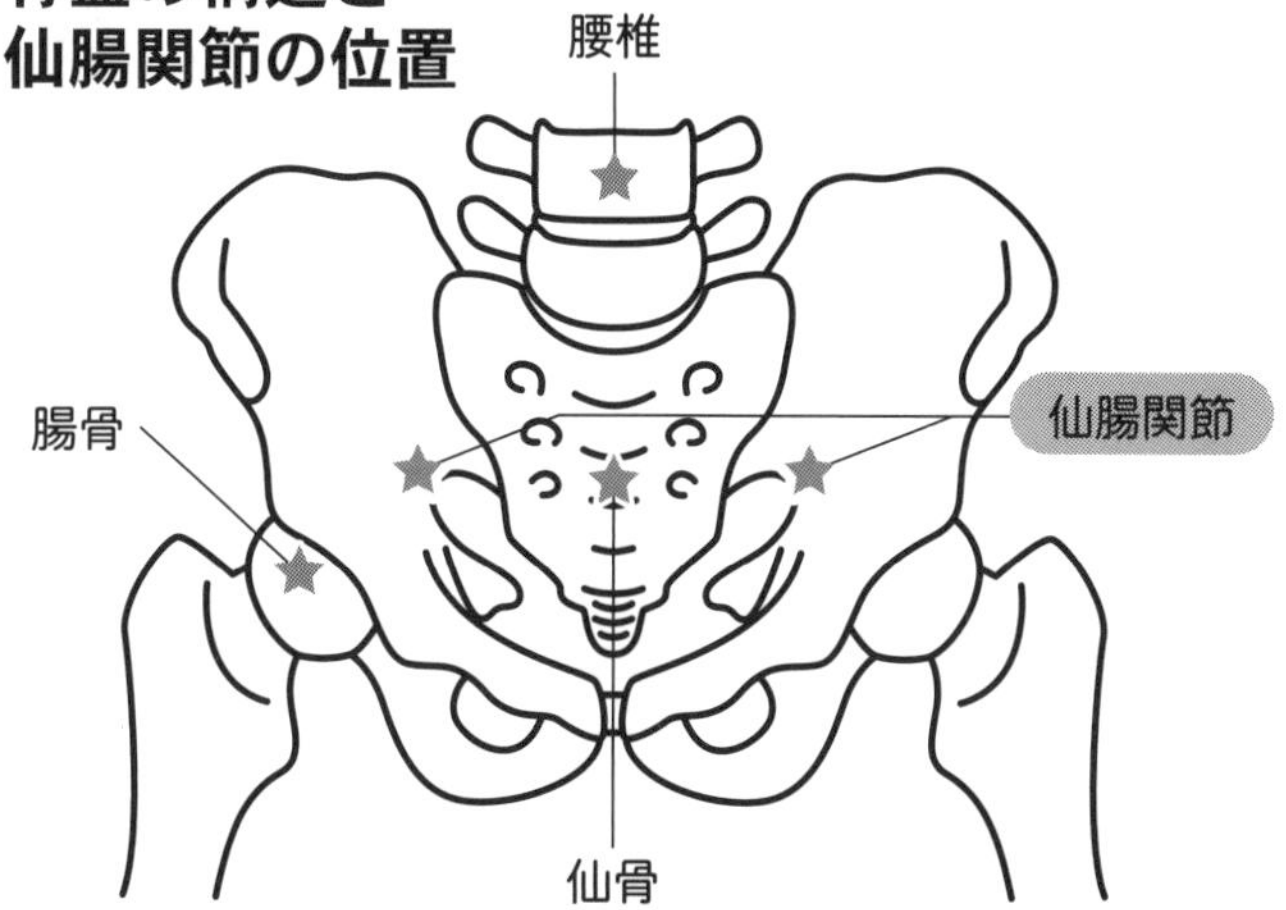

他の関節にかかる負担を軽減しているわけですね。

ですから、仙腸関節の動きがいい場合は、クッション機能が発揮されて、首、腰、ひざなどの荷重関節がほとんど負担を感じることなく、なめらかに動くことができます。

逆に仙腸関節の動きが悪い場合は、クッション機能が働かず、首、腰、ひざなどの各関節が重い荷重負担にあえぐことになります。だから、仙腸関節の機能が落ちると、他の荷重関節の動きが悪くなって、痛みが現われやすくなるわけです。

ところがこの仙腸関節、たいへん機能異常を起こしやすいという特徴を持っているのです。

なかでも目立って多い機能異常は仙腸関節の「ひっかかり」です。もともと動きの少ない関節では「ひっかかり」が起きやすいのですが、仙腸関節でこれが起きると、関節内で互いの骨が乗り上げたような格好になり、てきめんに可動域が縮小してしまうのです。深くひっかかってしまうと、ほとんど関節部が動かない状態になることもめずらしくありません。カギがロックして開かないような状態になることから、私たちはこれを「ロッキング」と呼んでいます。

そして、**仙腸関節にロッキングが起こると、働くはずのクッション機能が働かなくなって、首、腰、ひざなどの関節の負担がどっと増える**ことになります。本来クッションによって吸収されるはずの重みを一手に背負わなくてはならなくなるわけですから、各関節にかかってくるプレッシャーはかなりのもの。車や自転車などの乗り物だって、クッションやバネなどがないままデコボコ道を走っていたら、あっという間に駆動部がボロボロになってしまいますよね。それと同じように、仙腸関節のクッションが機能異常に陥ると、首、腰、ひざなどに荷重や衝撃がのしかかって、じわじわと関節が疲弊していってしまうわけです。こうした状態が続けば、いずれ各関節が痛みだすのも時間の問題でしょう。

日本人の約8割は仙腸関節に問題を抱えている

それともうひとつ、仙腸関節について大事なことをつけ加えておきましょう。

みなさん、仙腸関節がひっかかってロッキングを起こす最大の原因は、いったいなんだと思いますか？

何を隠そう、「悪い姿勢で座りっぱなしでいること」が一番いけないのです。**毎日、背中を丸めた前かがみ姿勢で長時間パソコンのキーボードを打っているような生活を送っている方々は、十中八九、仙腸関節に機能異常がある**と言っていいでしょうね。

なぜ、前かがみの姿勢がいけないのかというと、脊柱起立筋《せきちゅうきりつきん》という背中の筋肉の先端が骨盤の仙骨にくっついているから。背中を丸めた姿勢で長く座っていると、この脊柱起立筋が緊張して、骨盤の仙骨が脊柱起立筋に絶えず引っ張られるような格好になります。そして、こうした動きが毎日のように加わっていると、だんだん仙骨の位置がずれてきて「ひっかかり」が起きやすくなり、仙腸関節の可動域を狭めることへとつながっていくのです。

また、「歩かない生活」も仙腸関節の機能異常につながります。

仙腸関節は歩く動作をするたびに微妙に動いていて、日常生活で頻繁に「歩くこと」によってその可動域をキープしています。日々座りっぱなしでほとんど歩かないような生活を続けていると、仙腸関節もろくに動かされないことになり、動かされない関節は癒着して固まりやすくなります。それによって可動域がどんどん縮小していってしまうわけです。

ですから、座ってばかりで歩かない現代人は、仙腸関節に異常をきたしている人が非常に多いのです。私は、**成人の日本人の約8割は仙腸関節に何らかのトラブルを抱えている**とにらんでいます。もっとも、トラブルが発生しても、すぐに痛みなどの症状が現われるわけではないので、多くの人は異常に気づきません。なかには、仙腸関節に機能異常があるのに、そうとは気づかず、何年何十年も放置したまま、腰痛などに悩まされている人もいらっしゃいます。

きっとみなさんのなかにも、仙腸関節に何らかの問題がある方が多いはずです。首、腰、ひざなどの荷重関節に少しでも不調を感じているなら、まず確実に「問題あり」と思ったほうがいいでしょう。

では、どうすれば仙腸関節を正常な状態に戻せるのか。

私が得意としている「関節包内矯正」は、仙腸関節のロッキングをはずして機能異常を取り除いていくことを「メイン・ターゲット」としています。関節包内矯正を施して仙腸関節の「ひっかかり」を解消させると、とたんに本来のクッション機能が回復して、各荷重関節の負担が大幅に減少します。これにより、てきめんに痛みが解消していくのです。関節が過重負担のプレッシャーから解き放たれてなめらかに動き出すと、同時に痛みも消えていくことになるわけですね。

もっとも、仙腸関節のロッキングは、軽いレベルであれば関節包内矯正を受けずとも、セルフケアで正常化していくことが可能です。これからご紹介する関節ケアのノウハウはいずれも関節包内矯正の理論を下敷きにしてプログラミングしたもの。とりわけ74ページでご紹介する「腰のテニスボール矯正」は、仙腸関節の正常可動域キープに効果を発揮するはずです。「自分の仙腸関節もきっと動きが悪くなっているんだろうな」と思う方は、ぜひ積極的に取り組んでみてください。

なお、今回はセルフケアによる関節と姿勢の矯正をテーマとした本であるため、関節包内矯正についてのくわしい解説は省かせていただきます。関節包内矯正についてもっと深くお知りになりたい方は、お手数ですが、私の他の著書や当院のホームページなどをご参照くださるようお願いします。

〈後ろシフトエクササイズ〉と〈テニスボール矯正〉が二本柱

さて——

少し話が遠回りしてしまいましたが、では、私のおすすめする関節ケア・メソッドをご紹介していくことにしましょう。

酒井式・関節ケアのメニューは、次の通りです。

〈後ろシフトエクササイズ〉

あご押しエクササイズ——→首の頸椎関節を後ろへシフトする

胸張りエクササイズ——→肩関節と肩甲骨を後ろへシフトする

腰反らしエクササイズ——→腰の腰椎関節を後ろへシフトする

〈テニスボール矯正〉
首のテニスボール矯正→首の頸椎関節をゆるめる
肩と背中のテニスボール矯正→左右の肩甲骨と胸椎関節をゆるめる
腰のテニスボール矯正→骨盤の仙腸関節をゆるめる

大きく二つのケア・メニューに分かれているわけですが、この二つのカテゴリー分けについて簡単に説明しておきましょう。

まず、**〈後ろシフトエクササイズ〉というのは、関節についてしまった悪いクセを矯正するためのメニュー**です。「関節についた悪いクセ」というのは、前寄りに重心がかかるクセのこと。大多数の日本人には、うつむきの姿勢や前かがみの姿勢を長くとってきたことにより、体の重心を前寄りにかけるクセがついてしまっています。首の頸椎関節、肩関節、腰の腰椎関節などに前寄り加重のクセが染みついてしまっているのです。しかも、こういう前寄りのクセがついていると、ストレートネックやねこ背になりやすくなって、首や肩、腰を痛める確率が高くなります。ですから、〈後ろシフトエクササイズ〉を行なって、できるだけ関節に「重心を後ろ寄りにシフトする動き」を加えていくといいのです。

後の章でも改めてご説明しますが、前寄り重心のクセを後ろ寄りにリセットしていくことは、「正しい姿勢」や「正しい体の動かし方」を身につけるためにも非常に重要な意味を持っています。みなさんぜひ積極的にエクササイズに取り組むようにしてください。

また、**〈テニスボール矯正〉は、首、肩、腰の荷重関節を適度にゆるめるためのメニュー**です。先にも述べたように、関節ケアにおいてはきつく狭まっている関節をゆるめて、正常可動域をキープしていくことが大切。ここでは、「2個つなげたテニスボール」を使って、首、肩・背中、腰の関節をゆるめていきます。〈テニスボール矯正〉は、酒井式・関節ケアメソッドの一番の主役となるメニュー。これを習慣にしていれば、軽度から中程度の痛みやこりであれば、すっきりと解消させることができることでしょう。

もちろん、関節トラブルの予防効果もたいへん優れています。「一生痛まない関節」をつくっていくために、テニスボールでの矯正をぜひ毎日の習慣にしていくようにしてください。

【あご押しエクササイズ】——首を後ろへスライドして、頭が前に出るクセを解消！

では、それぞれのメニューを紹介していきましょう。

まずは〈後ろシフト〉の一つめ、「あご押しエクササイズ」です。

これは、**前寄りに傾きがちな頸椎を「後ろ寄りの正しいポジション」に引き戻し、ストレートネックを解消する**ためのエクササイズ。

後で改めてご説明しますが、人間の頭はたいへん重く、日常的にうつむいた姿勢を長く続けていると、頸椎に前方に傾くクセがついてしまいます。そして、このクセがついてくると、その人を真横から見たときに、首が前方向へ出て、頭だけをニュッと突き出したような特徴的な姿勢になってきます。これがストレートネックと呼ばれる現象です。本来、頸椎はゆるやかにカーブすることで頭の重みをうまく分散させているのですが、ストレートネックになると、これがまっすぐになってしまい、頭の荷重負担がもろに頸椎にかかるようになってきてしまうんですね。だから、ストレートネックになると、首痛、肩こり、手や腕のしびれなどの症状がたいへん出やすくなるわけです。

「あご押しエクササイズ」は、こうした頸椎についた「悪いクセ」を改善するのに非常に効果的なのです。

やり方はじつに簡単。次ページのイラストのように、あごの先端に指を当て、押したり引いたりをくり返すだけです。この際、あらかじめ頭を大きく前方へ出しておいて、その後、首ごと水平にスライドさせるような要領で、あごをグッと押し込むようにするといいでしょう。この動作を何度もくり返し行なうことにより、だんだん頸椎の動きがよくなってきて、もとのカーブが戻ってくるようになるのです。すなわち、ストレートネックが解消されて、頸椎関節が「本来あるべき痛みにくいかたち」へとシフトしていくわけですね。

もともと頸椎の関節は、頭と首をいろんな角度で曲げられるよう、比較的柔軟な構造にできています。ですから、くり返しくり返し、「あご押しエクササイズ」を行なっていれば、わりと簡単に「悪いクセ」を取り除いて元通りにしていきやすいのです。「あご押しエクササイズ」はいつでもどこでも行なうことができるので、ぜひみなさん、できるだけ頻繁に行なうようにしてみてください。

とくに、デスクワークなどでうつむき姿勢をとる機会の多い方は、仕事の手を休めるたびにこのエクササイズを行なうことをおすすめします。トイレに立ったりお化粧

あご押しエクササイズ

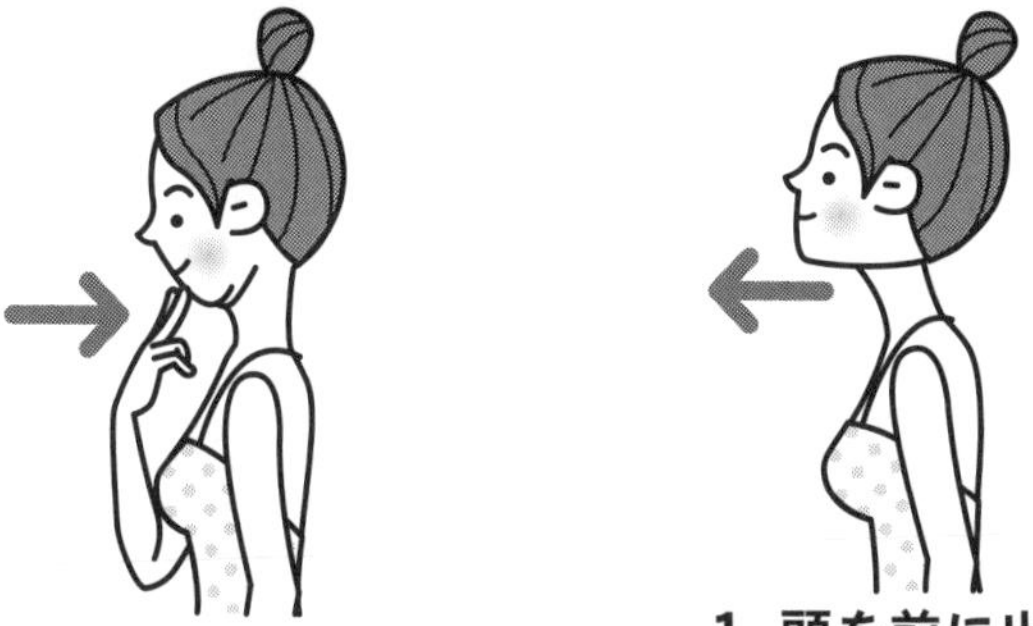

1. 頭を前に出す

体の位置を動かさず、頭をできるだけ前方向に出す。

2. 頭とあごを水平に押し込む

あごに指を当て、水平に後ろへスライドさせるように押す。1と2を数回くり返す。

を直したりするたびに行なうよう習慣づけていくのもいいかもしれません。ストレートネックの程度にもよりますが、いつでも気づいたときに行なっていれば、だいたい2～3週間ほどで頸椎のカーブが戻り、頭を後ろに引いた姿勢を無理なくとれるようになってくるはずです。

そして、頭をちゃんと後ろに引けるようになってくると、頭がまっすぐ背骨に載って、首すじや背すじがピンと伸びて「正しい姿勢」「痛まない姿勢」をとれるようになってくるのです。

私は、こうやってあごを引いて「頭を後ろ寄りの正しいポジションにセットする」ことは、正しい姿勢づくりの一番の基本だと考えています。頭を背骨にまっすぐに載せることの重要性については、「立ち姿勢」の章で改めてご説明することにしましょう。

【胸張りエクササイズ】――肩と肩甲骨を後ろへ引いて、ねこ背のクセを解消!

〈後ろシフト〉の二つめは「胸張りエクササイズ」。これは左右の肩関節と肩甲骨を「後ろの正しいポジション」に引き戻して、ねこ背のクセを解消するためのエクササイズです。

ストレートネックと同じように、現代人には無意識に両肩を前に出して、背中を丸めるクセがついてしまっている人が少なくありません。とくに、1日中パソコンを打って仕事をしているような人は、常に両腕を前に出し続けているため、肩関節に前に出るクセがついてしまっているのです。しかも、肩関節が前に出ると、自然に左右の肩甲骨も前に引っ張られ、背中が丸まっていってしまう。そういう姿勢を長くとっているうちにだんだん胸椎にも前寄りに重心をかけるクセがついてしまい、じわじわとねこ背が進行していってしまうというわけです。

「胸張りエクササイズ」では、こうした前に出る上半身の関節のクセを、後ろへと引

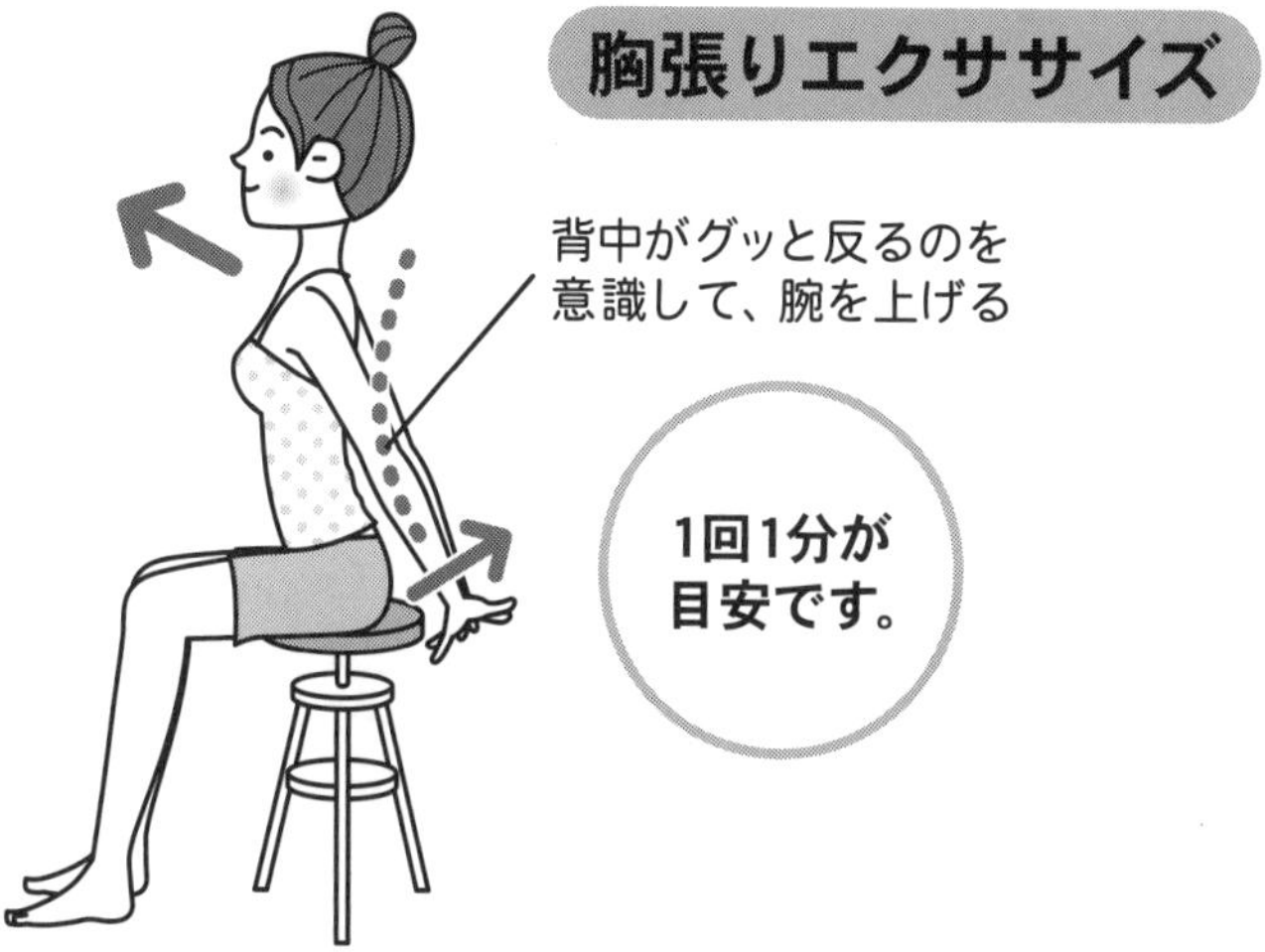
胸張りエクササイズ
背中がグッと反るのを
意識して、腕を上げる
1回1分が
目安です。

き戻していきます。

これもやり方は簡単。上の図のように、体の後ろで手を組んで、できるだけ大きく胸を張って体を反らせてください。さらに体を反らせながら、徐々に両腕を上げていきます。これ以上、上がらないというところに来たら、その姿勢を１分ほどキープしてください。この際、左右の肩を後ろへ引き、左右の肩甲骨を後ろへギューッと引き寄せて、背中の真ん中でくっつけるようなつもりで行なうようにするといいでしょう。これを習慣にしているだけで、前がかりになっていた上体の重心を後ろへシフトすることができるのです。また、肩や背中がこっている人は、こりやハリをてきめんに解消させることができるでしょう。
この「胸張りエクササイズ」も、「あご押し」と同様、いつでもどこでもできます。座ってやっても立ってやってもかまいませんので、デスクワークの合間やトイレ休憩のときなどにできるだけ頻繁に行なうようにしてみてください。電車に乗っているときや歩いているときに行なってもOKです。私はウォーキングの最中にこの「胸張り」の動きを取り入れて、意識的に姿勢を正すようにしています。とにかく、小まめに続けていれば、肩関節や肩甲骨、胸椎などが前寄りに偏る悪いクセがとれてくるはず。そして、これらの関節を後ろ寄りにシフトできるようになるにしたがい、上半身がすっきりと伸びた姿勢になっていくことでしょう。

【腰反らしエクササイズ】——オットセイのポーズで、腰椎についたクセを解消!

〈後ろシフトエクササイズ〉の最後は、「腰反らしエクササイズ」です。読んで字のごとく腰を大きく反らせるエクササイズですが、うつ伏せになってオットセイのようなポーズをとるため、別名**「オットセイ体操」**とも呼んでいます。
人間は「体の前で作業をする動物」です。座ってデスクワークをしたり、かがんでものを拾ったり、中腰になって子供をあやしたり……ほとんどすべての行動は、体を前へ倒し、腰椎を前へ曲げることによって行なわれます。こうしたことを長年くり返していれば、腰椎に前に重心をかけるクセがついてしまって当然。現代人のほとんどには腰椎に前寄り重心のクセがついていると言っていいと思います。

しかし、こういうクセがついてしまうと、腰椎の椎間板の前側に常に負担がかかることになり、腰椎を痛めやすくなってしまいます。腰椎の疲弊が進むにつれ、椎間板症や椎間板ヘルニアなどになりやすくなるわけですね。

だから、**腰椎についた前寄りに重心をかけるクセを、後ろへと引き戻していく**必要があるのです。そして、その〈腰椎の後ろシフト〉のためにもっとも効果的なのがこの「腰反らしエクササイズ」。床にうつ伏せになった状態から腕を立てて上体を起こしていくと、大きく腰を反らせることになるため、腰椎や腰の筋肉の重心が後ろ寄りにシフトされるのです。オットセイのようなポーズをとっているのは、1回1分程度が目安です。これを1日に5～6回行なうようにするといいでしょう。

もっとも、このエクササイズはうつ伏せにならなくてはならないので、「あご押し」や「胸張り」のように「いつでもどこでもやる」というわけにはいきません。私

腰反らしエクササイズ

1回1分程度
1日5〜6回
腰が大きく
反るのを意識して

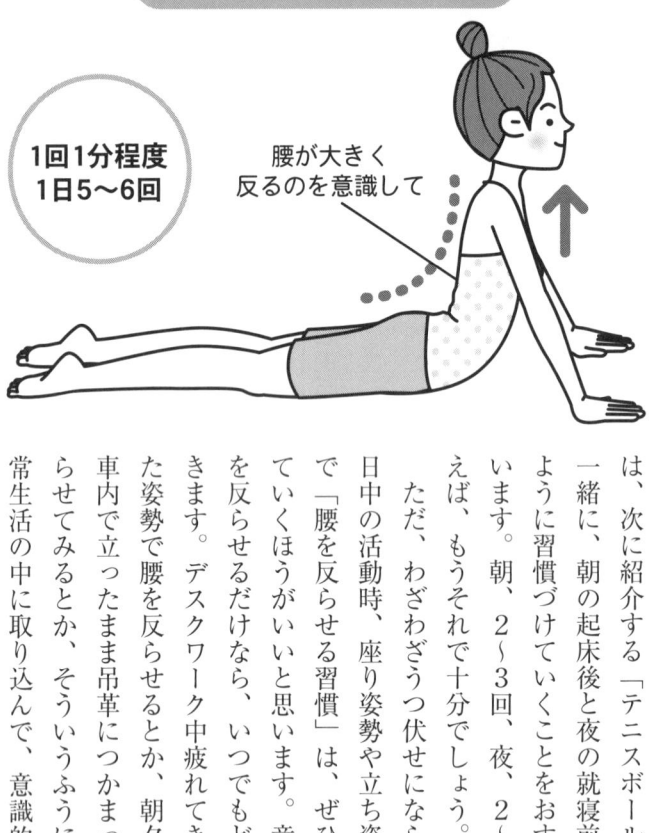

は、次に紹介する「テニスボール矯正」と一緒に、朝の起床後と夜の就寝前に行なうように習慣づけていくことをおすすめしています。朝、2〜3回、夜、2〜3回行なえば、もうそれで十分でしょう。

ただ、わざわざうつ伏せにならなくとも、日中の活動時、座り姿勢や立ち姿勢のままで「腰を反らせる習慣」は、ぜひともつけていくほうがいいと思います。意識的に腰を反らせるだけなら、いつでもどこでもできます。デスクワーク中疲れてきたら座った姿勢で腰を反らせるとか、朝夕の通勤電車内で立ったまま吊革につかまって腰を反らせてみるとか、そういうふうに毎日の日常生活の中に取り込んで、意識的に腰を反らせるようにしてみてください。

とにかく、「朝晩の腰反らしエクササイズ」や「日常の中で腰を反らす意識」を習慣づけて腰椎の重心が後ろ寄りにリセットされると、それだけでみなさんの腰の悩みは大きく解消に向かうはずです。軽症の痛みやこりなら、これを行なうだけですっきりと消えてしまうことでしょう。

また、ぎっくり腰に見舞われたような場合も、2〜3日は安静が必要ですが、多少動けるようになったらば、少しずつ「腰反らしエクササイズ」を行なっていくといいと思います。最初のうちはかなり痛むと思いますが、多少痛くとも、早めに腰椎を「後ろ寄りの正しいポジション」に戻していくほうが治りが早まるのです。腰痛の予防と解消には「重心を後ろにセットする」ということが非常に大きなポイントになります。ぜひみなさん日頃から「後ろ」を意識して腰を反らしていくようにしてみてください。

【首のテニスボール矯正】——頸椎をゆるめると、さまざまな不調が解消する！

次は、〈テニスボール矯正〉に移りましょう。

ただ、その前に2個の硬式テニスボールとガムテープをご準備ください。そして、その2個のボールをガムテープで動かないように固定しましょう。この際、透明タイプのガムテープを用いると、見た目をきれいに整えることができます。これで準備完了。〈酒井式・テニスボール矯正〉に必要不可欠のアイテム、「テニスボールを2個くっつけたもの」の出来上がりです。

では、さっそく「首のテニスボール矯正」にトライしてみましょうか。

この矯正では、2個のテニスボールで頸椎の関節をゆるめていきます。もっと正確に言うと、ちょうど**「頭と首の境目の関節」をゆるめていく**のです。この関節は頭の重みによってとくに狭くなりやすい部分。とりわけストレートネックになっていると狭くなりやすい傾向があります。しかも、ここが狭まると、首や肩のこりがひどくなるのはもちろん、頭痛、めまい、耳鳴り、吐き気などの不《ふ》定《てい》愁《しゅう》訴《そ》（検査をしても原因となる病気が発見できない諸症状）が現われやすくなります。こうした症状が現われるのは、「頭と首の境目の関節」が狭まったことによって自律神経が圧迫されるのが原因と見られているんですね。

ですから、定期的にこの関節をテニスボールで刺激して、ある程度ゆるませておく

首のテニスボール矯正

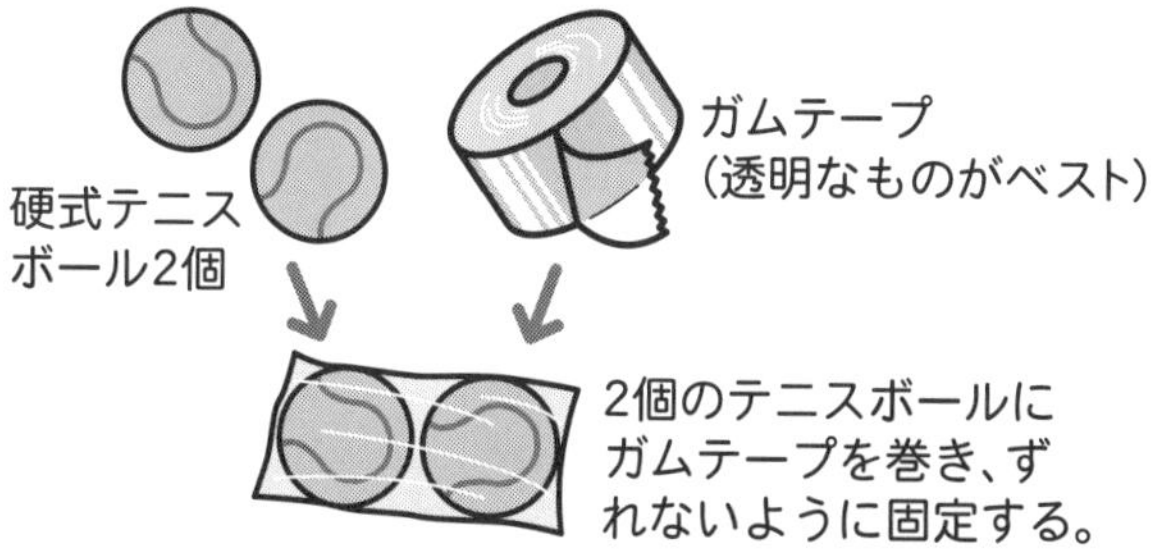

2個のテニスボールにガムテープを巻き、ずれないように固定する。

1. 後頭骨の出っ張りを見つける

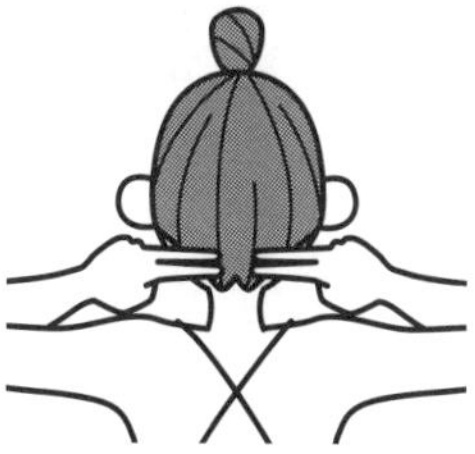

後頭骨の下側の出っ張りを指でチェック。そのすぐ下のやわらかいところが「頭と首の境目」の位置。

2.「頭と首の境目」にボールを当てる

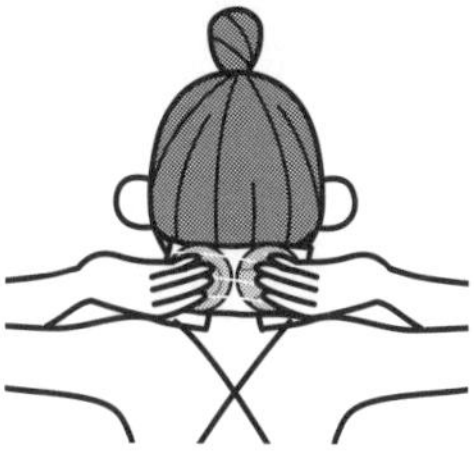

3. ボールを当てたまま寝そべる

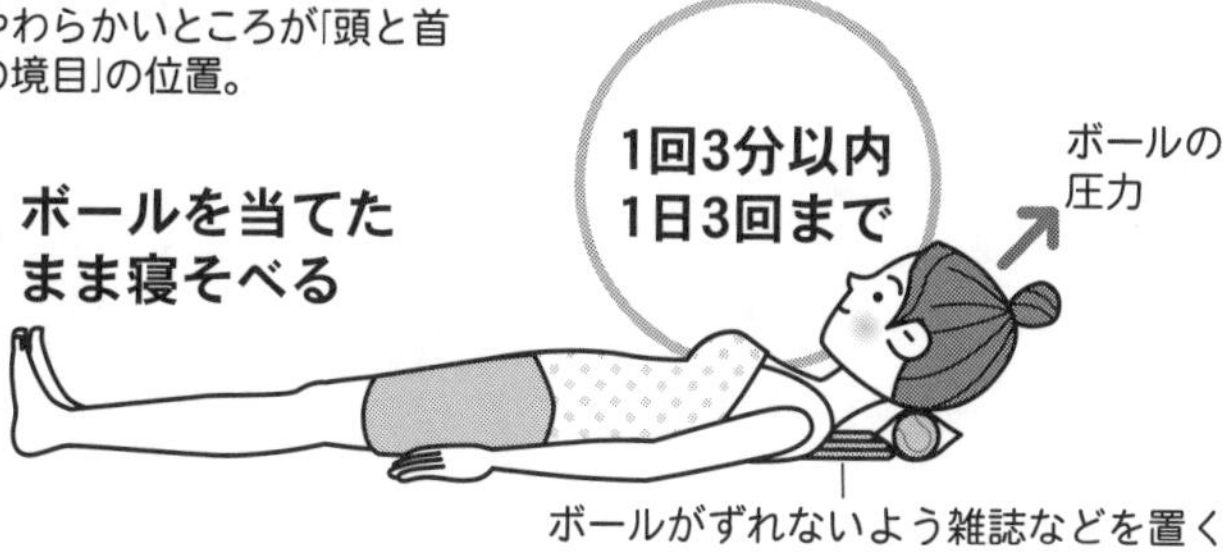
1回3分以内
1日3回まで
ボールの
圧力
ボールがずれないよう雑誌などを置く

といいのです。

やり方はじつに簡単で、69ページのように、テニスボールを「頭と首の境目」に当てて、フローリングや畳などの硬い床の上に仰向けになるだけです。後頭骨の下側に左右に少し出っ張った骨があるので、そのすぐ下のやわらかい部分にテニスボールを当てるようにしてください。また、横になった際、ボールからかかる力のベクトルが頭の額のほうへ向かうようにすることが大切。ボールがズレないようにするには、ボールと肩の間に雑誌や薄い本などを置いて滑り止めに使うといいでしょう。とにかく、ボールを「頭と首の境目」にしっかりと当てたまま、仰向けの姿勢を1〜3分間キープすれば、もうそれで矯正は終了です。

実際にやってみると、テニスボールの硬さがちょうどいい刺激になって「イタ気持ちいい」ような感じを受けるのではないでしょうか。これを行なうだけで「首や肩のつらいこりが軽くなる」という方もたくさんいらっしゃいます。頸椎がゆるむことによりストレートネックなどの悪い姿勢のクセも改善されやすくなるので、ぜひ積極的に取り組むようにしてください。

注意点をいくつか挙げておくと、まず布団やベッドなどの上では矯正効果を上げることができないので、必ず硬い床の上で行なうこと。また、やりすぎはかえってよくないので、1日3回、1回3分までを守るようにしてください。私は、朝の起床後と夜の就寝前、1回ずつ行なうのを習慣づけてしまうのがいいと思います。それが一番継続していきやすいんですね。

これを朝晩の習慣にしたことによって頭痛やめまい、耳鳴り、吐き気などの不調から解放された患者さんも大勢いらっしゃいます。こうした不定愁訴に悩まされていなくとも、首や肩のこりやハリが少しでも気になるならば、試してみて損はありません。とくに、毎日デスクワークなどでうつむき姿勢を多くとっている方は、関節トラブル予防のためにも、早く習慣づけてしまうことをおすすめします。

【肩と背中のテニスボール矯正】——肩甲骨をゆるめて肩や背中のこりを解消する！

首の矯正が済んだら、次は「肩と背中のテニスボール矯正」です。

やり方は、首のときと一緒で、「くっつけた2個のテニスボール」を背中に当てて、フローリングや畳などの硬い床の上で仰向けになります。テニスボールは乳首の高さで、肩甲骨の中央の部分に背骨に対して直角になるようにセットしてください。テニ

肩と背中のテニスボール矯正

1. ボールを背中の中央（乳首の高さ）に当てる

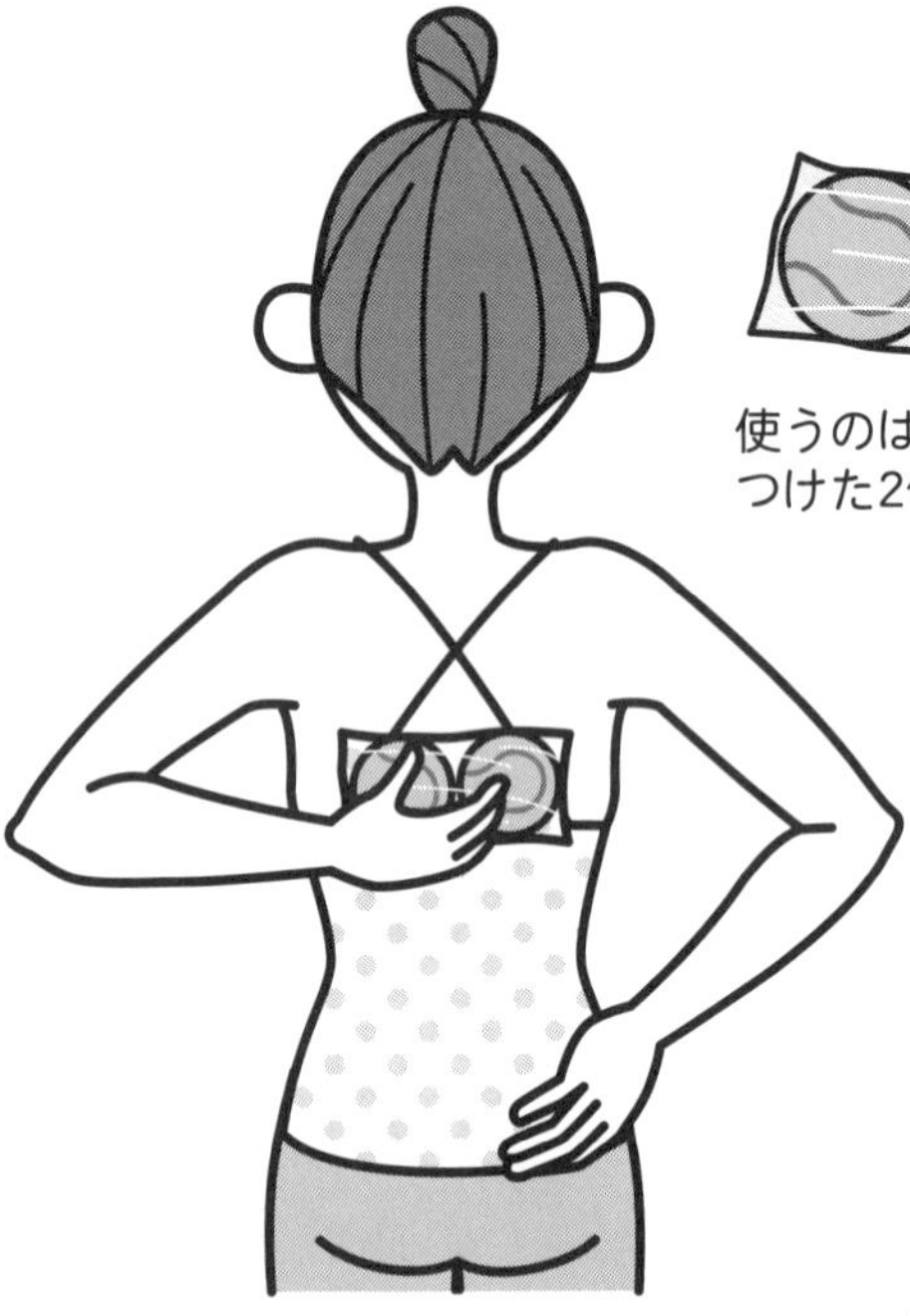

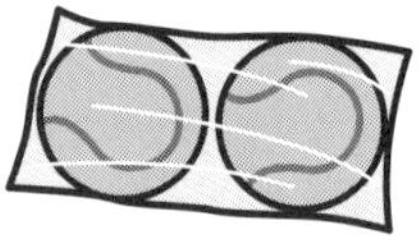

使うのはガムテープでくっつけた2個のテニスボール

1回3分以内
1日3回まで

2. ボールを当てたまま寝そべる

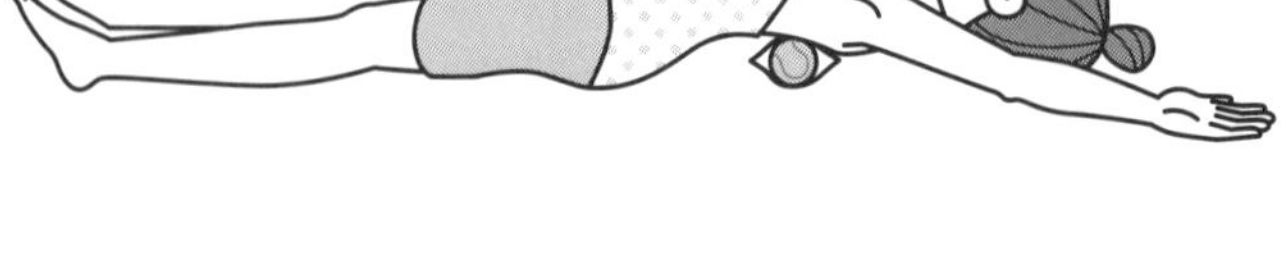

スボールをセットしたら、そのまま横になって、体の力を抜いて1～3分間仰向けの姿勢をキープしたら矯正終了です。

注意点もほぼ一緒です。硬い床の上で行なうことと、1日3回、1回3分までを守ること。それと、この矯正を行なう場合は、枕はしないようにしてください。

先にも述べたように、デスクワークやパソコン作業などで日頃から腕を前方に出していると、肩が自然に前に出て、左右の肩甲骨も前寄りにシフトしていってしまいます。こういう姿勢を続けていると胸椎にも前方向のベクトルがかかり、ねこ背が進行していってしまうわけですね。ひどくなってくると、背中が丸まったねこ背のまま、肩や肩甲骨、胸椎が前に出たポジションで固まってしまう場合もあります。そしてこうなると、ねこ背姿勢がすっかり定着して、肩や背中のこり、肋間《ろっかん》神経痛、腰痛などに見舞われる可能性がたいへん高くなります。

だから、テニスボールで逆方向の力を加えていくといいわけです。「肩と背中のテニスボール矯正」を行なうと、胸椎にいつもと逆の力が加わり、両肩と肩甲骨が後ろへ大きく伸展されます。これによって**胸椎や肩甲骨が効果的にゆるんで、正しい位置に引き戻されていく**ことになるのです。

きっと、この矯正は、ねこ背の強い人、背中や肩のこりが強い人ほど気持ちよく感じるはずです。仰向けになった際にポキポキと関節が鳴る音がするかもしれませんが、それは関節がほぐれている証拠。そうやって日々肩や背中のパーツをゆるめているうちに、こりやハリがなくなっていき、丸まった背中が少しずつまっすぐ伸びていくのです。

ぜひみなさんも、朝の起床後と夜の就寝前、毎日の習慣にしてみてください。とりわけ、日頃デスクワークやパソコン作業で背中を丸めがちな方にとっては、この矯正は不可欠だと思います。正しい姿勢づくりのために、できるだけ早く習慣づけてしまうといいでしょう。

【腰のテニスボール矯正】――仙腸関節をゆるめて、各関節のトラブルを解消する！

最後は「腰のテニスボール矯正」です。

これは**骨盤の仙腸関節をゆるめるための矯正**です。この関節を適度にゆるめておくことが他の荷重関節の動きにたいへん大きく影響することについては、先ほどご説明しましたね。仙腸関節というクッションが正常に動いているかどうかで、各関節にか

腰のテニスボール矯正

使うのはガムテープ
でくっつけた2個の
テニスボール

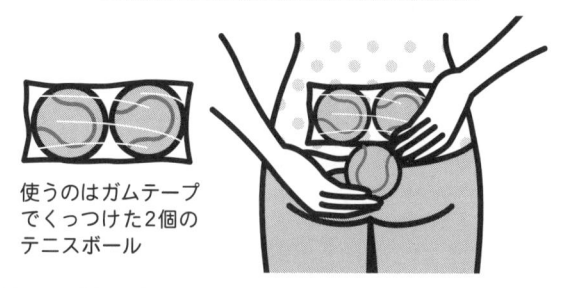

1. 仙腸関節の位置を見つける

まず、指先で尾骨の位置を探り、そこに1個のテニスボールを当てておく。その上にガムテープでくっつけた2個のテニスボールをセットすれば、そこが仙腸関節の位置。尾骨のボールを外せば準備完了。

2. ボールを当てたまま座る

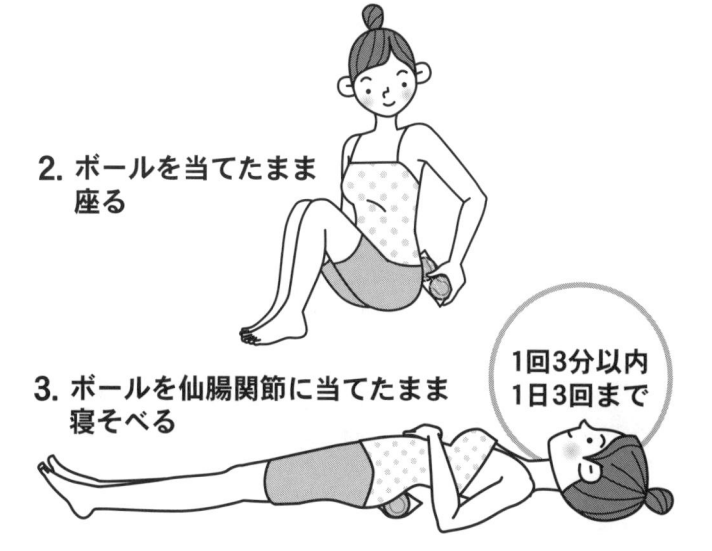

1回3分以内
1日3回まで

3. ボールを仙腸関節に当てたまま寝そべる

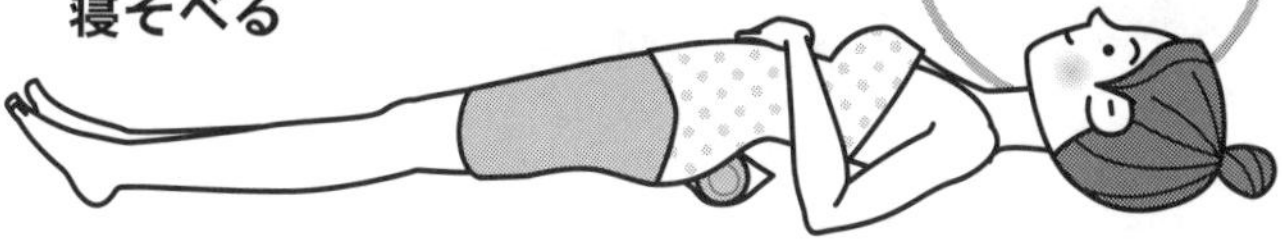

かる負担はびっくりするくらい違ってくるのです。

この矯正の場合も、仙腸関節に「2個のテニスボール」を当てて仰向けに横になるだけ。基本は一緒です。

ただ、この際、仙腸関節の位置を間違えないようにご注意ください。正しい位置に当てるには、別にもう1個のテニスボールを用意しておくと便利です。まず、指でお尻の尾骨《びこつ》の出っ張りを探り当て、そこに1個のテニスボールを当てがいます。そして、その真上に「くっつけた2個のテニスボール」をセットすると、ちょうど2個のボールが左右の仙腸関節に当たる位置にくるようになるのです。尾骨に当てた1個のボールを外せば、あとはそのまま仰向けになればいいわけですね。

他の矯正と同様、ボールを当てたまま仰向けの姿勢をとり、リラックスして1〜3分キープすれば矯正終了。「枕をしない」「硬い床の上で行なう」「1日3回、1回3分までを守る」といった注意点も他の矯正と同じです。

矯正中、仙腸関節にボールが当たっているときは、おそらく「イタ気持ちいい」ような刺激を感じると思います。それは、仙腸関節が刺激を受けてゆるんできている証拠だと思ってください。これを毎日継続していくことで仙腸関節が正常可動域を取り戻し、次第に首、腰、ひざなどの各関節がスムーズに動くようになっていくのです。

また、腰の痛みやハリ、こりなどの悩みの種の症状も、仙腸関節の機能が回復するにつれ軽減していくことでしょう。

とにかく、**仙腸関節のクッション機能を正常にキープすることは、「関節ケアの基本のキ」**だと思ってください。朝の起床後と夜の就寝前、毎日「腰のテニスボール矯正」を行なうようにしていれば、現在だけでなく、将来にわたり腰痛などに悩まされるリスクを確実に減らすことができるはず。こうした関節ケアの積み重ねが「痛まない体づくり」へとつながっていくのです。

「関節ケア」と「姿勢ケア」は二輪車の両輪のようなもの

これで関節ケアのメニューをひと通りご紹介したわけですが、みなさん、ご覧になっていかがでしょう。

習慣にできそうですか？

まあ、「あご押しエクササイズ」と「胸張りエクササイズ」はいつでもどこでも気づいたときにやっていけばいいわけですし、〈テニスボール矯正〉のほうも「首→背中→腰」というように連続的に行なっていけば、さほどの手間はかかりません。「腰反らしエクササイズ」と併せて行なったとしても、せいぜい**10分くらいあれば全部行なうことができる**はずです。

ですから、ぜひとも毎日の習慣として継続していってみてください。〈後ろシフトエクササイズ〉と〈テニスボール矯正〉、これらの関節ケアを続けていけば、数週間もすれば、各関節がスムーズに動くようになり、体が軽く感じられるようになってくるでしょう。

どんな機械も、調子の良いまま長く使っていくには、定期的にオイルをさしたり点検したりして小まめにケアをしていかなければなりません。それと同じように体の関節という歯車にも毎日のケアが必要なのです。そして、1週間、1か月、1年、5年、10年と続けていけば、体の歯車は痛むことなくいつまでも長持ちしてくれるはず。**1日、また1日とケアを続けるとともに、着実に「健康で一生痛まない体」のベースが整っていく**ことでしょう。

ただし――

それだけで安心してしまってはいけません。

なぜなら、たとえ、関節を十分ケアしていても、普段の姿勢が悪くては意味がないからです。

すなわち、「関節ケア」だけでなく、「姿勢ケア」も並行して行なっていかなくてはならないのです。

先にも述べたように、「関節に良い生活」を実現するには、正しい姿勢と体の動かし方をしっかりと学ぶことが必要不可欠。ちゃんと関節をケアして歯車がスムーズに動くようになったなら、もう決して痛めることのないよう、正しい姿勢フォームで体を扱っていく方法を身につけていかなくてはならないのです。つまり、「関節ケア」と「姿勢ケア」とは、二輪車の両輪のようなものであり、両方行なってこそ真の効果を発揮するものなんですね。

どうすれば「正しい姿勢」「正しい体の動かし方」を身につけられるのか、どうすれば「一生痛まない体」を手に入れられるのか、その〝技術〟や〝コツ〟については、次の章からじっくりと解説していくことにしましょう。

第2章

すべての基本「立ち方」を変える

「柱」の扱い方がうまいかヘタかですべてが決まる

立ち方は、姿勢づくりの原点です。

正しい立ち方がしっかりマスターできさえすれば、あとはみんなオプションのようなもの。姿勢の要素のすべてがここに詰め込まれていると言ってもいいでしょう。それくらい「正しく立つ」ということは大事なのです。

でもみなさん、ひょっとして「立つくらい、誰だってできるだろう」なんて思ってはいませんか?

それは大きな誤解なのです。たとえば、腰痛がひどくなると、立っているのさえつらくなることが少なくありませんが、そういう人に正しい立ち方をしてもらうと、それだけで痛みがすっと引いていくことがよくあります。重心を載せるコツを変えるだけで痛み具合は大きく変わるんですね。**正しい姿勢で立つことを学ぶだけで、関節の症状が改善することは決してめずらしくない**のです。

しかし残念ながら、そういう「正しく立つ」ことの重要性がわかっていない人が非常に多い。自己流の立ち方を続けてしまっているために、つらい痛みに苦しんでいる方々はとてもたくさんいらっしゃいます。

ですから、まず「原点」に立ち返り、正しい立ち方をしっかりとマスターしなくてはならないのです。

では、正しい立ち方を覚えるためにいちばん大切なことはいったい何か。

それは、**体の「柱」を正しく扱うこと**です。

「柱」とは、すなわち体の背骨。この「柱」の扱い方がうまいかヘタかで姿勢のすべてが決まってくると言っても過言ではありません。

人間は、2本の足で立って活動する動物です。直立するにあたっていちばんのカギになってくるのが「重い頭をどう支えるか」ということ。重い頭をグラつかせないためには、「柱」でしっかりと頭を支えていなくてはなりません。また、その「柱」を揺るぎなく安定させておくには、骨盤という「土台」に正しく「柱」を立たせていなくてはなりません。

そういう「柱」の扱い方を心得ているかどうかで、体の重心のかかり方が大きく変わり、それにより、首、肩、腰、ひざなどの各関節の動き方や痛み方が大きく変わってくるのです。

この章では、すべての基本となる「柱の扱い方」を中心に学んでいくことにしましょう。

人間の「柱」は体のいちばん後ろ側についている

正しい立ち方の説明に入る前に、「柱」の重要性について少し言及しておきたいと思います。

人間の背骨は、重い頭を支えながらでもさまざまな活動をすることができるよう、実によくできた構造をしています。

みなさん、次ページのイラストを見てください。このように、背骨は7個の頸椎、12個の胸椎、5個の腰椎で構成され、骨盤の仙骨につながっています。ここで「柱」について重要なことを二つほど確認しておきましょう。

一つは、「柱」がS字状にゆるやかに曲がっている点です。

S字状に曲がっているのは、体の重みや外からかかってくる衝撃などをうまく分散

背骨の構造と位置

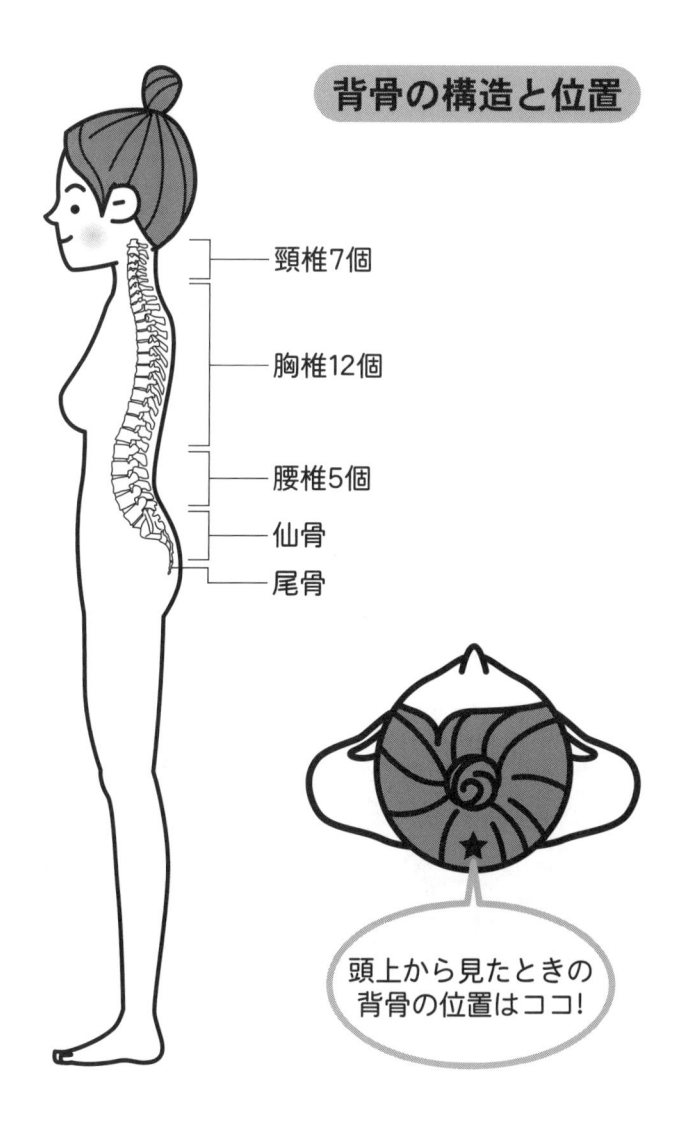

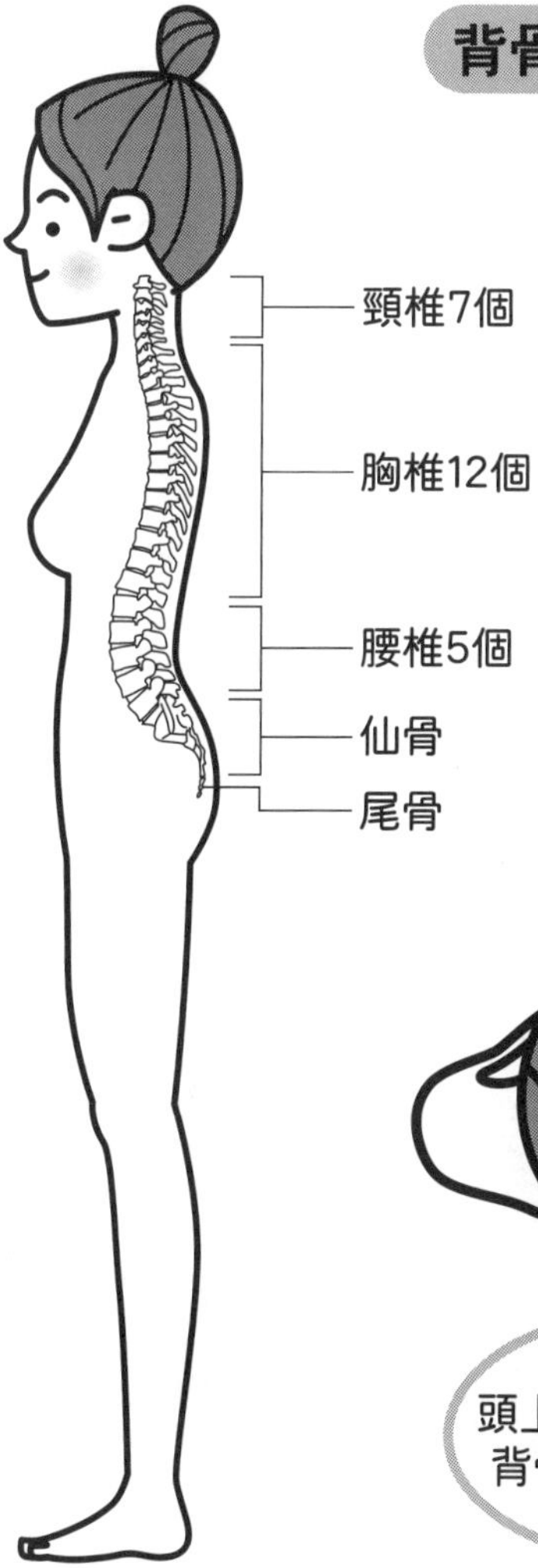

させるためです。いろんな方向にかかってくる力に負けないよう、**一種の免震構造になっている**と言ってもいいでしょう。

そもそも直立建造物にとっては、こういう荷重を分散させる「柱」を備えていることがとても重要なポイントなのです。世界最古の木造建築物である法隆寺の五重塔も、地震で倒壊することのないよう、巧みに力を分散させる免震構造になっています。また、東京スカイツリーにも、これと同様の免震力学が導入されていることがよく知られています。

つまり、人間の場合も、五重塔やスカイツリーと同じように、一か所に強い力が加わっても、「柱」がその力を分散させて、負担を最小限に食い止めるというシステムが働いているのです。ゆるやかにカーブした「柱」の免震システムが機能しているからこそ、私たちは、重い頭を載せているのにもかかわらず、ほとんど負担を感じることなく活動したり運動したりすることができているわけですね。

ただ、私たちの「柱」のこうしたすばらしい機能は、正しい姿勢をキープしていてこそ最大限に発揮されるものであり、悪い姿勢をとっていたり、姿勢にヘンなクセがついていたりするとそれほど発揮されなくなってしまうのです。この点をまず覚えておいてください。

それともうひとつ確認しておいていただきたいのは、**「柱」が体のいちばん後ろ側についている**という点です。

みなさん、85ページのイラストをもう一度見て、背骨の位置を確かめてください。「上から見た図」でもわかるように、体のいちばん後ろについていますよね。「背骨」というと体の真ん中を通っているかのように誤解している人も多いのですが、実は思っているよりもかなり後ろなのです。

で、みなさん、この（後ろについた）「柱」にしっかり重心を載せるにはどうすればいいかを考えてみてください。

これだけ後ろについている「柱」にまっすぐ重心をかけるには、頭をかなり後ろのほうへ引かなければならないということがわかりますよね。それに、肩やおなかももっと後ろへ引いて立ったほうが、「柱」という支えにうまく体重を預けられるような気がしませんか？

つまり、このように「自分の『柱』がかなり後ろのほうについている」ということをきちんと心得たうえで、（後ろにある）「柱」にうまく重心を載せられるように姿勢を正していくといいのです。

そして、後ろについた「柱」に重心を正しく預けられるようになると、S字カーブの免震システムもいかんなく力を発揮するようになります。「柱」の扱い方がうまい人は、こういう〝技術〟や〝コツ〟をとてもよくつかんでいるのです。

正しい立ち姿勢の「五つのチェックポイント」

では、「柱」をうまく扱うことの大切さがわかったところで「正しい立ち姿勢の基本」をご紹介しましょう。

みなさん、ちょっと本を傍《かたわ》らに置いて、壁を背にして立って「気をつけ」の姿勢をとってみてください。序章のチェックテストでやっていただいたものと同じですが、このとき、**「後頭部」「肩甲骨」「お尻」「かかと」の4点が無理なく壁につくのが正しい姿勢**なのです。

4点のうち1点でも壁につかないところがあれば、背骨のS字カーブが崩れている証拠です。おそらく、壁につかない可能性が最も大きいのは「後頭部」でしょう。

正しい立ち姿勢

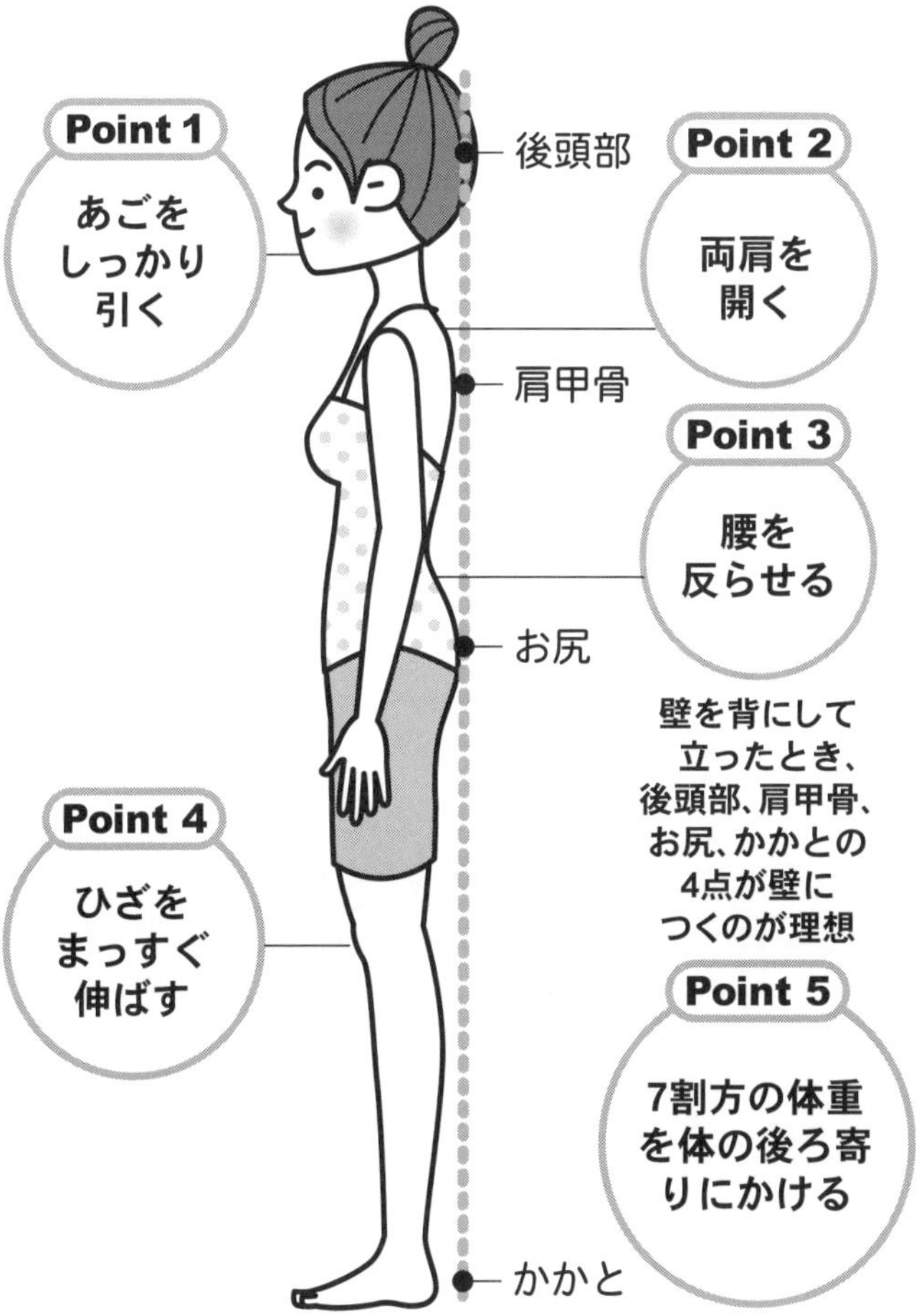
Point 1
あごを
しっかり
引く
後頭部
Point 2
両肩を
開く
肩甲骨
Point 3
腰を
反らせる
お尻
壁を背にして
立ったとき、
後頭部、肩甲骨、
お尻、かかとの
4点が壁に
つくのが理想
Point 4
ひざを
まっすぐ
伸ばす
Point 5
7割方の体重
を体の後ろ寄
りにかける
かかと

「後頭部」がつかない場合は、ストレートネックやねこ背が進んでいる証拠だと思ってください。「意識して頭を反らせば、頭が壁につく」という方もいると思いますが、力を抜いた自然な状態で壁につかないならば、やはり姿勢が崩れている証拠です。無理に力を入れなくとも、スッと壁に4点がつくようでなければ「正しい姿勢」とは言えません。

なお、正しい立ち姿勢をするときに、とくに気をつけていただきたいポイントは次の五つです。

①あごをしっかり引く
②両肩を開く
③腰を反らせる
④ひざをまっすぐ伸ばす
⑤7割方の体重を体の後ろ寄りにかける

どれも一見簡単なことのように思われるかもしれませんが、実はこれら五つのポイントをすべて守って立てている人は、日本人にはそう多くありません。正しい姿勢を身につけていくのは、簡単なようで難しいもの。しかし、これらのポイントをすべてクリアして、普段の生活で自然に正しい立ち方ができるようになれば、「一生痛まない体づくり」へ大きく前進することになります。

それでは、どうしてこれら五つのポイントが大切なのか、それぞれの理由を順に説明していくことにしましょう。

あごを大きく引いて、頭をまっすぐ「柱」に載せる

まず、①の「あごをしっかり引く」です。

あごを引くのは、頭のポジションを後ろにシフトするため。先ほど申し上げたように、人間の背骨は体のいちばん後ろ側についています。ですから、**あごをしっかりと引くことによって、頭が背骨という「柱」の真上に正しくセットされる**ことになるわけです。

ところで、みなさんは人間の頭がどれくらいの重量なのか知っていますか？

答えは「体重の約10パーセント」です。体重60キロの人であれば約6キロ。6キロと言えば、だいたい2リットル入りのペットボトル3本分に当たりますから、かなりずっしりとくる重量であるということがおわかりいただけますよね。ですから、活動時間中ずっと頭を支えている頸椎には、普段から相当な負担がかかっていることになるわけです。

しかも、このずっしりと重い頭、正しく「柱」の真上に載っているのなら、そんなに問題はないのですが、うつむいたり頭を傾けたりしていると、重力の負荷が加わって、プラス3~5キロも負担が増すとされているのです。もし、パソコン作業や携帯操作などでうつむきっぱなしの姿勢をとっていたとしたら、うつむいている間中、頸椎は頭のものすごい重みを支えて耐え続けていることになります。そういうふうに頭を前に出した姿勢を続けているから、頸椎関節に前に出るクセがついてしまい、ストレートネックが進行していってしまうんですね。

とにかく、このように人間の頭は、私たちが思っているよりもかなり重い。そこで人によって差がついてくるのが、この重い頭をいつもどのように「柱」に載せているかなのです。うまい載せ方をしてきた人であれば、「柱」の機能を十分に生かして長年にわたって体をスムーズに動かしていけるでしょうが、ずっとヘタな載せ方をしてきたとしたら、「柱」の機能を生かすことができず、体が動かなくなるのも早くなるはずです。きっと、**頭の載せ方がうまい人とヘタな人とでは、「柱」の傷み方にもかなりの差がついてくる**ことでしょう。

つまり、ずっしりと重い頭をどう「柱」に載せるかという姿勢の問題は、その人の人生を決定づけるくらい大きなカギだと言っても言い過ぎではありません。だからこそ、あごをしっかりと引いて、頭を常にまっすぐ「柱」に載せておく習慣をつけることが大切なのです。

いつも耳の穴と肩のラインが一直線になるくらい大きくあごを引くように心がけていれば、頭を「柱」の真上にセットでき、全身の荷重バランスが無理なくきれいに保てるようになるはずです。それに、あごを引いた姿勢はキリッと引き締まって見えるもの。デスクワーク中も、食事中も、歩いているときも、電車に乗っているときも、いついかなるときも「あごを大きく引く」ということを意識していれば、それだけで周りの眼もちがってくるのではないでしょうか。

そもそも、**姿勢というものは、あごをしっかり引いて頭をまっすぐに載せてさえい**

れば大崩れはしません。頭がちゃんと載っていれば、「柱」のS字カーブが機能して、荷重をうまく分散してくれるようになっています。ですから、正しい立ち姿勢の五つのポイントのうちでも、いちばん最初にこれをマスターしてしまわれることをおすすめします。

両肩を開き、腰を反らし、ひざを伸ばして立つ

②、③、④のポイントは続けて説明してしまいましょう。

二つめのポイントは**「両肩を開く」**です。

立つときに、意識的に両肩を後ろへ引くようにしてみてください。左右の肩甲骨を背中の真ん中でくっつけるような要領で両肩を引くと、自然に胸が張られ、あごもグッと引いた感じになりますよね。この感じをいつもキープするようにしているといいのです。

先にも述べたように、人間は腕を前に出して作業する動物であり、放っておけば肩がどんどん前寄りにシフトしていってしまうようになっています。とりわけ、毎日パ

ソコン作業などのデスクワークを行なっている方は、この傾向がたいへん顕著です。だからこそ、普段から意識的に「逆の動き」をして、両肩を後ろへ引いて立つことを習慣づけてしまうといいのです。

それに、常に両肩を後ろへ引いていると、頭を含めた上半身の荷重が背骨に載りやすくなり、それにより「柱」のＳ字カーブの機能が働きやすくなります。ぜひ、「あごを引く」のとセットにして習慣づけてしまうといいでしょう。

三つめのポイントは**「腰を反らせる」**。

これもたいへん大事なポイントです。背骨のＳ字カーブは腰椎のあたりでゆるやかに前側にカーブしているのですが、このカーブの荷重分散機能をしっかり発揮させるためには、腰を反らし気味に立ったほうがいいのです。へそ下やお尻の穴に軽く力を込めて立つようにすると、自然に腹筋や背筋に力が入り、腰を反らせることができます。慣れてくれば、無理に力を込めようとしなくとも、腰を反らせることができるようになってくるはずです。

なお、腰を反らせると、背骨が骨盤にまっすぐ載ります。これは、「柱」が骨盤という「土台」に正しいポジションで立つということ。つまり、**「柱」が「土台」にし**

っかり立つことによって、重心バランスが安定するんですね。しかも、「柱」と「土台」がどっしりと安定すると、体幹部の据わりがよくなって、他の各関節の動きもまるで安心でもしたかのようにスムーズになってくるものなのです。

それに、いつも腰を反らせて立つことを意識していると、おなかが引っ込んでダイエットにもつながります。みなさんも「柱」を「土台」に立たせるようなつもりで腰を反らせるのを習慣づけてみてください。

四つめのポイントは**「ひざをまっすぐ伸ばす」**です。

ストレートネックやねこ背などで、「柱」に何らかのゆがみがある人は、年月が経つとともにひざが曲がってくることが多いもの。上半身に前寄りに重心をかけるクセがついていると、自然にひざを曲げることでバランスをとろうとしてしまうんですね。しかし、ひざを曲げた状態で立つのはたいへん不安定であり、ひざ関節に大きなダメージを与えることにつながるのです。ひざを曲げて立つクセがついてしまうと、将来、ひざ痛に悩まされる可能性が非常に高くなります。

ですから、立つときは、いつもひざをしっかり伸ばすことを意識してください。

「頭」を「柱」にまっすぐに載せ、「柱」を「土台」にまっすぐに載せたら、それらすべての重みをひざで受け止めるようなつもりで、まっすぐひざを伸ばしてください。そして、上からかかってくるすべての荷重が最終的に足のかかとへ降りていくような感覚で立つといいでしょう。

普段からひざをしっかり伸ばすことを意識していると、足がスラッときれいになっていくもの。いつも「スラッときれいに立っている自分」を思い浮かべつつ、ひざを伸ばすことを習慣づけていくといいのではないでしょうか。

体重の7割を「後ろ」にかけて「正しい重心ライン」をつかむ

さあ、最後のポイントです。

五つめは「**7割方の体重を体の後ろ寄りにかける**」。先に紹介したように、人間の背骨は体の一番後ろ側についていて、この「柱」にまっすぐ重心を載せるには、かなり体重を後ろ寄りにかけて立たなくてはなりません。そのために、7割方の体重を後ろにかけて立つことをおすすめしているわけです。

もともと人間の体は、放っておけばどんどん前寄りに傾いていってしまう傾向が強いもの。デスクワークなどで、いつもうつむいていたり背中を丸めていたりする人がその典型です。来る日も来る日も重い頭を前に出し、「柱」を前方へ大きく傾けているために、どんどん姿勢を崩していってしまうんですね。そして、このような生活を長年続けている人は、だいたい「前7割、後ろ3割」くらいの比率で体の前側に体重をかけるのがクセになっています。意識していない人も多いかもしれませんが、現代の日本では、ほとんどの人に前寄りに重心をかけるクセがついてしまっていると言っていいでしょう。

だから、そうならないように、常に体の後ろ寄りに重心をかけて立つように習慣づけていくといいのです。

比率としては**「前3割、後ろ7割」くらいで、7割方を後ろにかける。**いつも「前寄り生活」をしている人は「前7割、後ろ3割」になっているわけですから、ちょうどその割合を逆転させることになります。もっとも「後ろ7割」というと、「これ以上後ろにしたら、体が後ろへ倒れちゃうよ」というくらい思い切りよく後方に体重をかけなくてはなりません。

でも、私はそれくらいがちょうどいいと考えています。なぜなら「後ろ7割」のつもりで体重を後ろにかけても、それでようやく前と後ろの比率が5対5になる人がほとんどだからです。すなわち、**「正しい重心ライン」は、多くの人が頭の中で想定しているラインよりもかなり後ろ**なんですね。ちょっと極端に後ろに預けるくらいのほうがちょうどよいバランスをキープできることになるのです。

ですからみなさんも、「体が後ろに倒れるギリギリのところで寸止めするくらい」のラインを意識して後ろ寄りに体重をかけるようにしてください。

「正しい重心ライン」は、私たちの「柱」がその機能をいちばん発揮しやすいラインです。いつもその後ろ寄りのラインに体重を載せられるようになると、S字カーブが全身の荷重をほどよく分散するようになり、首、腰、ひざなど、各関節への負担がグッと減ってきます。そして、関節の動きがよくなって、体を楽に動かせるようになってくることでしょう。

つまり、**「体の正しい重心ライン」がつかめると、「柱」が正しく機能して、関節も体も正しく回り出すようになる**んですね。私は「後ろ7割」をキープしたフォームがいちばん人間に合った姿勢であり、いちばん人間の力を引き出しやすい姿勢なのではないかと考えています。

ぜひみなさんも、「後ろ7割」を頭の隅で常に意識して行動するようにしてみてください。

ロープやひもを使って、正しいフォームを体に覚え込ませる

さて、ここまで「正しい立ち姿勢」において守るべきポイントをご紹介してきましたが、いかがでしょう。みなさん、正しい立ち方を習慣にできそうですか？

まあ、最初から完璧にできる人はいません。焦ることなく、じっくり身につけていっていただきたいと思います。

改めて述べますが、正しい姿勢を身につけるためには、「意識づけ」を徹底することがとても大切です。

モデルさんや俳優さん、アナウンサーなど、姿勢のいい方々に身につけるコツを伺うと、みなさん決まって「普段から姿勢のことを意識することに尽きる」とおっしゃいます。毎日、くり返しくり返し姿勢のことを意識するようにして、頭と体に強くインプットしていくのが一番いいんですね。**「くり返し意識すること」**が姿勢づくりの

王道だと言っていいでしょう。

もっとも、人間は一つのことをずっと意識し続けることはできません。どんなに強く姿勢のことを意識していたとしても、つい気がゆるんでしまい、「気がついたら、かなり長い時間うつむいていた」なんてことも出てくるでしょう。でも、私は、自分の姿勢の悪さに気づくたびに直していけばそれでいいと思います。「気づいたら直す」をくり返すうちに姿勢に対する意識は強まっていくはずですので、トライ&エラーをくり返しながら、一歩一歩着実に身につけていくといいのではないでしょうか。

とにかく、こういう「意識づけ」は積み重ねていくことがいちばん大事なので、1日に姿勢のことを意識する回数をできるだけ多くして、脳と体に刷り込んでいってしまうようにしてください。

＊

ただ、なかには「自分は意志が弱いから大丈夫かなあ」なんて不安に思っている方もいらっしゃるかもしれません。そういう方々のために、「正しい立ち姿勢を効率的に身につけるための方法」をいくつかご紹介しておくことにしましょう。

みなさんが正しい姿勢を身につけようとするとき、とくに苦労しやすいポイントは、おそらく「どれくらいあごを引けばいいか」という点と「7割方の体重を体の後ろ寄りにかける」点だと思います。この二つのポイントを体に楽に覚え込ませ、矯正するために、ロープやひもを使ったやり方をご紹介しましょう。

まずは3・5メートルくらいのロープかひもをご用意ください。体に食い込まないようにある程度の弾力や伸縮性のあるひもがベストなのですが、なければ長めの「たすき」などを使うのでも構いません。また、意外に適しているのが縄跳びの縄。小学生が使うような縄跳びを2本つなげて用いるのがおすすめです。荷造り用の細いひもなどは体に巻くのには適していないと思います。

次に、103ページからのイラストを参考にして、用意したロープかひもで自分をきつめに縛ってみてください。「あごの位置を覚える」ためのバージョンと、「後ろの正しい重心ラインをつかむ」ためのバージョンと二つあるので、両方トライしてみましょう。

いかがでしょう。

縛ってみると、頭や体がグッと後ろに反って、けっこう気持ちよくありませんか？
要するに、こうやって**体を縛って後ろへポジショニングすると、正しい姿勢のライン**

総合法令出版 出版案内

2013年
3月1日
発行

表示価格は
すべて
消費税(5%)込
総額です。

000015

話題の書籍

景気に左右されない 一流の男のお金の稼ぎ方

発売即重版!

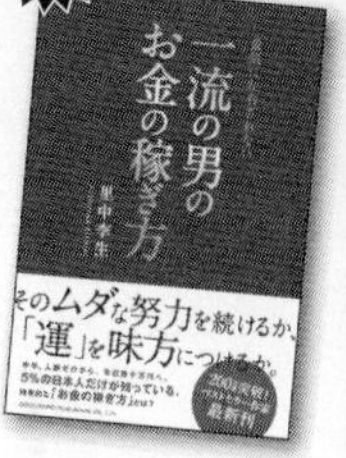

里中 李生　著　／¥1260

景気に左右されることなく年収を倍にし、維持する方法とは？　中卒、人脈ゼロから年収数千万円へ這いあがったベストセラー作家が語る、5%の日本人だけが知るお金の稼ぎ方。

編集者よりひと言

この本のために里中先生が書き下ろしてくださったご自身のご経験は、必見！　年収500万円以下の人と、年収1000万円超の人の"ちょっとした考え方の違い"を実感いただけます。

世界の大富豪2000人に 学んだ 幸せに成功する方法

5万部!

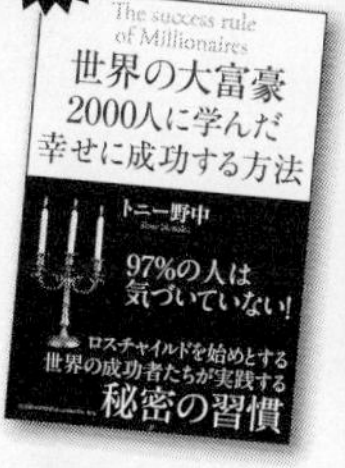

トニー野中／著　¥1365

著者のトニー野中氏が、ロスチャイルドを始めとする2000人にも及ぶ世界の成功者たちと出会う中で経験したエピソードを交えて、彼らが人知れず実践している成功習慣を紹介。

読者の皆様からの声

この本を読み、自分の行なっていることは間違っていないのだと、そしてまだまだ甘いところもあるんだなと気がつくことができた本でした。(20代会社員女性)

鏡の法則
人生のどんな問題も解決する魔法のルール

120万部!

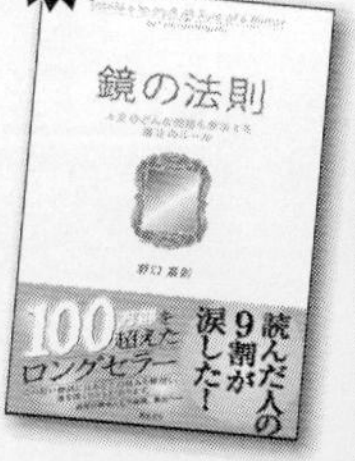

野口 嘉則／著　¥1000

読んだ人の９割が涙した！　この短い物語には、あなたの悩みを解消し、運を開くヒントがあります。120万部突破のロングセラー。愛と感動の真実のストーリー。

読者の皆様からの声

幸せになるためには「自分の心」を見つめ主体的に生きることだとわかりました。読書を35年してこなかった私が読書好きになりました。(30代主婦)

通勤大学 MBAシリーズ

MBA1 マネジメント　新版

青井 倫一／監修
グローバルタスクフォース／編著　¥893

累計100万部を超えるロングセラーとなっている「通勤大学MBAシリーズ」 その第1弾であり、すべての原点である「マネジメント」が8年ぶりに「新版」としてリニューアル！　最重要である「マーケティング」を徹底的に改訂。さらに各章末には、知識を実践力に変えるためのコラムを追加！

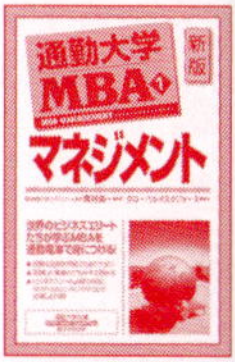

MBA2	マーケティング　新版	¥830
MBA3	クリティカルシンキング	¥819
MBA4	アカウンティング	¥872
MBA5	コーポレートファイナンス	¥872
MBA6	ヒューマンリソース	¥872
MBA7	ストラテジー	¥872
MBA8	[Q&A] ケーススタディ	¥935
MBA9	経済学	¥935
MBA10	ゲーム理論	¥935
MBA11	MOTテクノロジーマネジメント	¥935
MBA12	メンタルマネジメント	¥935
MBA13	統計学	¥935
MBA14	クリエイティブシンキング	¥935
MBA15	ブランディング	¥935

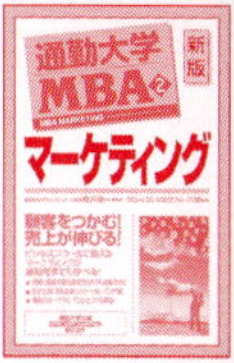

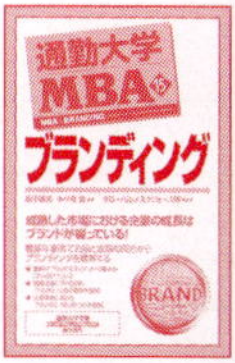

通勤大学 図解PMコース

プロジェクトマネジメント①　理論編

浅見 淳一／著　中嶋 秀隆／監修　¥935

プロジェクトマネジメント②　実践編

中 憲治／著　中嶋 秀隆／監修　¥935

今やビジネスパーソン必修とも言えるプロジェクトマネジメント（PM）の基本を、1テーマ見開き2ページ図解付きでわかりやすく解説！概略を短期間で体系的に理解することができる。PMのデファクトスタンダードであるPMBOK（第4版）に完全準拠。

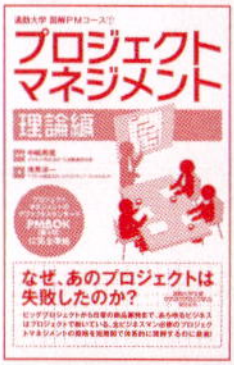

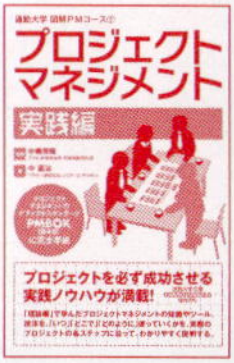

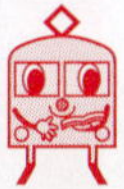

通勤大学その他シリーズはHPをご覧下さい！
総合法令出版　検索

ハーバード大学史上最多の履修者数を誇る人気教授
マイケル・サンデルの話し方とは？
松本 幸夫／著　￥1365

ハーバード白熱教室の人気教授、マイケル・サンデル。彼の講義スタイルは受講者のみならず、教える立場の人からも絶賛されている。なぜ、彼の講義がこんなにまで人気があるのかをスピーチ、プレゼン、話し方の講師が分析・解説。

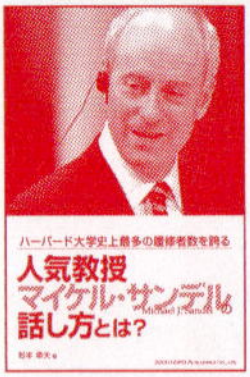

誰もが“かけがえのない一人”になれる
ディズニーの「気づかい」
芳中 晃／著　￥1365

ディズニーの“相手を思いやる気づかい”は、実は誰もが持っている！　業種や規模に関係なく実践できる、一緒に働く相手の気持ちを高める仕事の進め方とは。米国ウォルト・ディズニー・ワールドで“気づかいの真髄”を学び、東京ディズニーランドの創業にも関わった著者が、具体例を交えてお届けします。

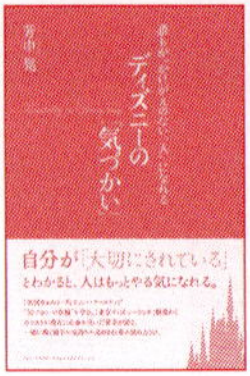

視力もぐんぐんよくなる速読術
中川 和宏／著　￥1260

「速読できない」「読んでもなかなか頭に入らない」……その原因は“眼”にあります。視力が低いということはものや文字を見る力が低いということ。つまり視力を高めれば、自然と速読できるようになります。一万人の視力回復を指導してきた著者が説く速読法を紹介。

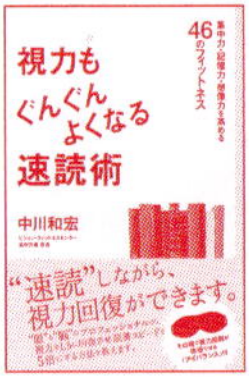

さあ、海外で働こう！
白藤 香／著　￥1365

グローバル企業で40ヶ国以上の外国人と働いてきた著者の考える、海外で通用する働き方とは？　海外で働くことを憧れで終わらせないための、実践的なスキルを身につける方法を紹介。

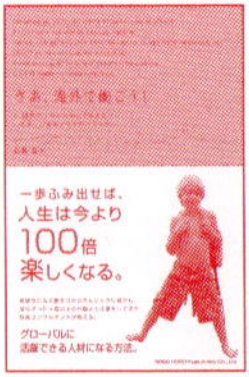

ダメ販売員だった私がNo.1スタッフになれた“ちょっとした”習慣
内藤 加奈子／著　￥1365

接客販売は、礼節、ホスピタリティ、商品知識、購買心理と学ぶことがたくさん。でも堅苦しく考える必要はありません。入社時はダメダメ販売員だった著者は、入社２年目でフロア売上No.1に、現在では昨対240%の実績叩き出すコンサルタントになりました。これを可能にする人の、人とはちょっぴり違う接客の秘密！

郵便はがき

料金受取人払郵便

赤坂局承認

5603

差出有効期間
平成26年12月
4日まで

切手をお貼りになる
必要はございません。

1078790

111

港区赤坂1-9-15
日本自転車会館2号館7階
総合法令出版株式会社
社長 行

本書のご購入、ご愛読ありがとうございました。
今後の出版企画の参考とさせていただきますので、ぜひご意見をお聞かせください。

フリガナ お名前	性別 男・女	年齢 歳
ご住所 〒 TEL （ ）		
ご職業 1.学生 2.会社員·公務員 3.会社·団体役員 4.教員 5.自営業 6.自由業 7.主婦 8.無職 9.その他（ ）		

メールマガジンにご登録の方から、毎月10名様に書籍1冊プレゼント!

メールマガジン「HOREI BOOK NEWS」では、新刊情報をはじめ、書籍制作秘話や、著者のここだけの話、キャンペーン情報など、さまざまなコンテンツを配信しています。

※書籍プレゼントご希望の方は、下記にメールアドレスと希望ジャンルをご記入ください。
書籍へのご応募は1度限り、発送にはお時間をいただく場合がございます。

ご希望ジャンル：☑ 自己啓発 ☑ ビジネス ☑ スピリチュアル

E-MAILアドレス ※携帯電話のメールアドレスには対応しておりません。

お買い求めの本のタイトル

■お買い求めの書店名

(　　　　　　　　　　　)市区町村(　　　　　　　　　　　)書店

■この本を最初に何でお知りになりましたか

□ 新聞で見て(　　　　　　　新聞)　□ 雑誌で見て(雑誌名　　　　　　　)
□ 書店で実物を見て　□ インターネットで見て　□ メールマガジンで見て
□ 人(　　　　　　　　　　　　　　　　　)にすすめられて
□ その他(　　　　　　　　　　　　　　　　　　　)

■お買い求めの動機は何ですか(複数回答も可)

□ この著者の作品が好きだから　□ 興味のあるテーマだったから
□ タイトルに惹かれて　□ 表紙に惹かれて　□ 帯の文章に惹かれて
□ その他(　　　　　　　　　　　　　　　　　　　)

■この本について感想をお聞かせください

(表紙・本文デザイン、タイトル、価格、内容など)

(掲載される場合のペンネーム:　　　　　　　　　)

■最近、お読みになった本で面白かったものは何ですか?

■最近気になっているテーマ・著者、ご意見があればお書きください

ご協力ありがとうございました。ご感想を匿名で広告等に掲載させていただくことがございます。ご了承ください。なお、いただいた情報を、上記の小社の目的以外に使用することはありません。

あごの位置を覚えるためのロープやひもの結び方

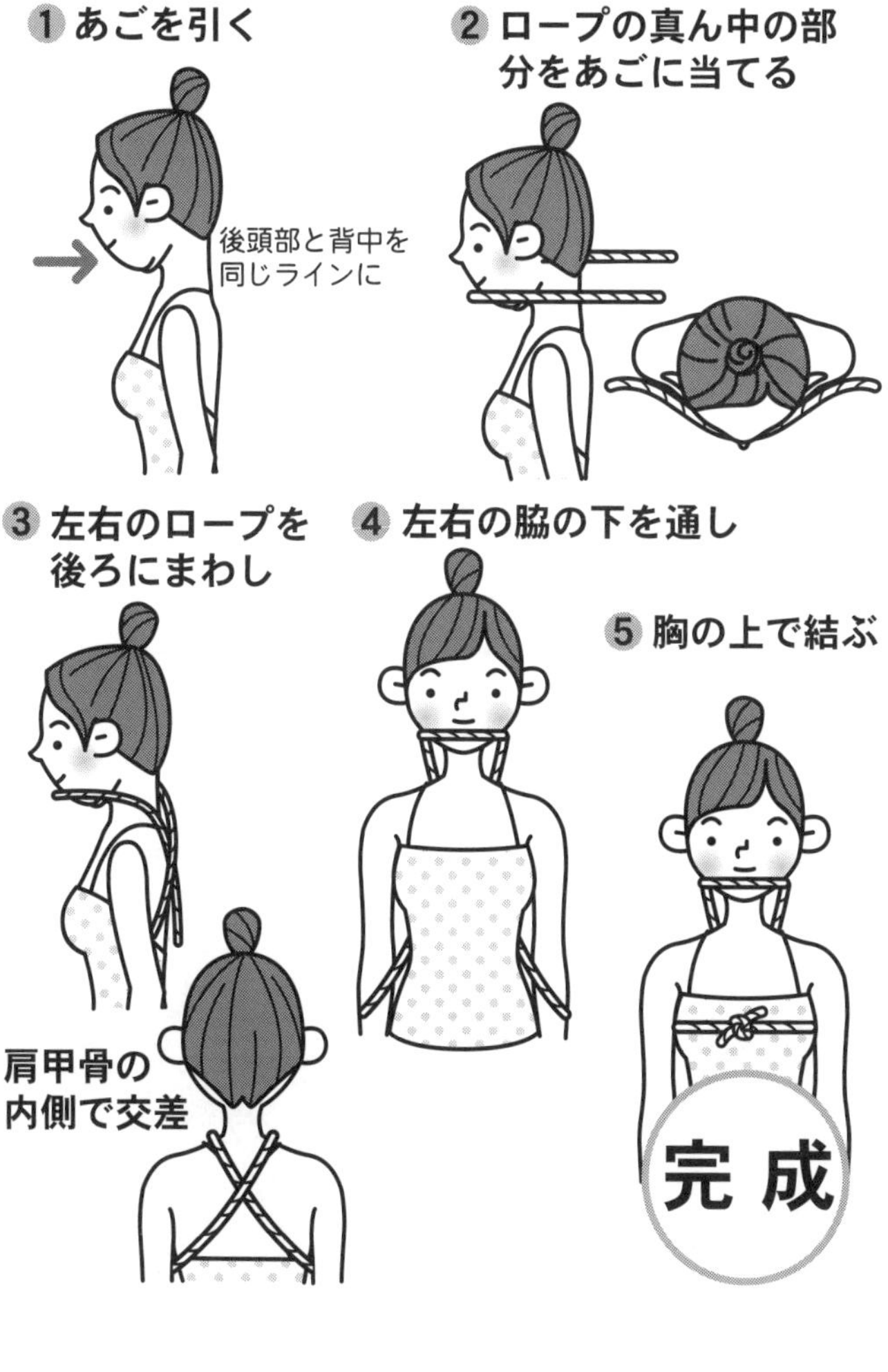
1 あごを引く
後頭部と背中を
同じラインに
2 ロープの真ん中の部
分をあごに当てる
3 左右のロープを
後ろにまわし
肩甲骨の
内側で交差
4 左右の脇の下を通し
5 胸の上で結ぶ
完成

正しい重心ラインをつかむロープやひもの結び方

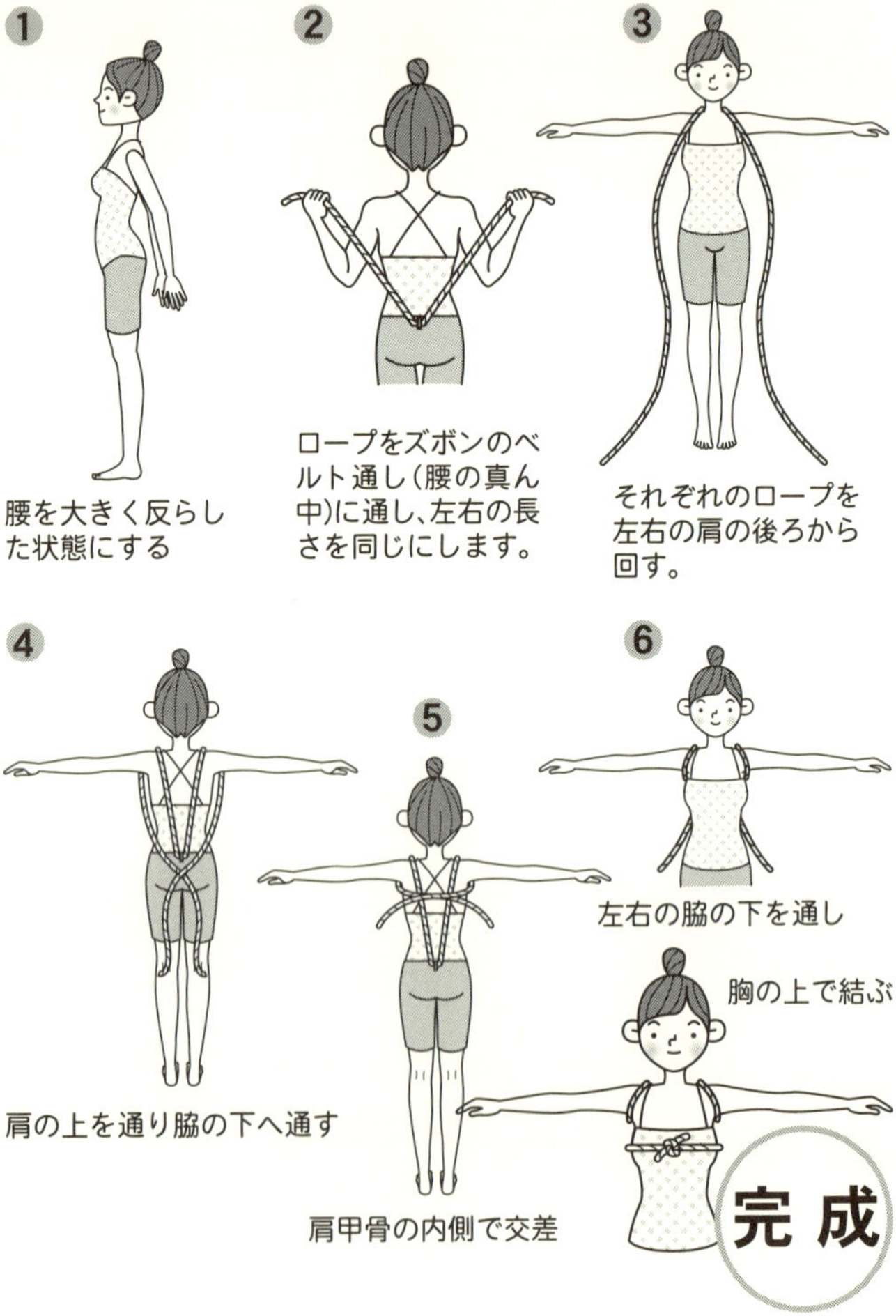

腰を大きく反らした状態にする

ロープをズボンのベルト通し(腰の真ん中)に通し、左右の長さを同じにします。

それぞれのロープを左右の肩の後ろから回す。

肩の上を通り脇の下へ通す

肩甲骨の内側で交差

左右の脇の下を通し
胸の上で結ぶ

がつかみやすくなるのです。フォーム固めは正しいポジションに気づくことがいちばん大事。これを行なうと、「あごはこれくらい引くほうがいいんだ」「こんなにも後ろ寄りに重心をかけるべきなんだ」という〝コツ〟を体でつかみやすくなるんですね。

つまり、意志が弱いのが心配なら、体からアプローチして、姿勢のコツを強制的に体に覚え込ませてしまおうというわけです。

ちなみに、この縛り方、**「あご引きバージョン」はストレートネックの解消におすすめですし、「後ろの重心をつかむバージョン」も腰痛の予防や解消におすすめ**です。

定期的に行なうようにしていれば、より早くいい姿勢が身について、楽に体を動かせるようになることでしょう。

「本を頭上に載せるトレーニング」で重心ラインをつかむ

それと、女性のみなさんに「後ろ寄りの重心ライン」をつかむためにぜひ活用していただきたいのがハイヒールです。

なぜかと言うと、ハイヒールはかなり体の後ろに重心をかけていないとうまく履きこなせないからです。ハイヒールを履くとかかとが高く上がる分、体が前方向に突っ込むようなかたちになるわけですが、前に突っ込むのを防いできれいな姿勢をキープするには、腰をグッと反らせて、体の重心をかなり後ろのほうに預けざるを得ないのです。ハイヒールをきれいに履きこなしている人はみんなそういう重心のかけ方を心得ているんですね。

ですから、**ハイヒールは正しい立ち方を勉強するのにもってこいのツール。**ぜひ、ハイヒールを履いて等身大の大きな鏡に向かい、どれくらい腰を反らし、どれくらい後ろに体重を預けるといちばんフォームが安定して姿勢がきれいに見えるかを研究してみてください。そして、それによってつかんだ「後ろ寄りの重心ライン」を普段の生活で意識しながら行動してみるといいでしょう。

ただし、長時間履くのはおすすめできません。とりわけ、10センチ以上の高いヒールは安定が悪く、腰やひざを痛めやすくなります。常時履いていると外反母趾が進みやすくなるので。ハイヒールはたまに履くくらいにしておいて、普段の生活ではかかとが低めの革靴やスニーカーを履くことをおすすめします。

＊

さらにもうひとつ、**「頭の上に本を載せるトレーニング」**もおすすめです。

頭の上に載せたものを落とさずに歩くには、あごをしっかりと引いて、背すじを伸ばし、腰を反らして、体の後ろに重心をかけながら歩かなくてはなりません。つまり、**頭の上に物を載せると、必然的に正しい姿勢をとらざるを得なくなる**んですね。

載せるのはハードカバーの本よりもソフトカバーの本がおすすめ。ハンディタイプの辞書など、ある程度の厚みがあってすべりにくいものがいいでしょう。

まずは、その本を頭頂部に載せて、等身大の鏡の前に立ってみてください。大きくあごを引いて、両肩を開き、腰を反らして、ひざをまっすぐに伸ばして立つ……そのうえで体の後ろ寄りに重心をかけると、1本の「芯」が通ったかのようにフォームが安定するのがわかるはずです。そして、フォームが安定したら、その姿勢のままゆっくりと歩いてみましょう。本が落ちてしまいそうでバランスが取りにくい場合は手を添えてもかまいません。

最近は「姿勢教室」や「歩き方教室」などでも、頭に本を載せた立ち方や歩き方を指導しているところが多いようですが、これは「後ろ重心の大切さ」を学ぶためには、実に理にかなったトレーニングなのです。ぜひみなさんも実践して、より効率的に正しい姿勢を身につけていくようにしてください。

「正しく立つ」ことは必ず学ばなくてはならない基本スキル

この章の最初で「立ち方は姿勢づくりの原点」と申し上げましたが、みなさん、「正しく立つこと」の大切さがおわかりいただけたでしょうか。

「立つ」という行為は、人間にとって最も基本となる動作。だからこそ、基本をおろそかにせず、常に正しいフォームバランスで立つことを心がけていかなくてはならないのです。

基本の正しい立ち方をしっかり身につけることができれば、「正しい座り方」や「正しい歩き方」のコツをつかむのもとても楽になるはずです。また、もし姿勢づくりで何らかの壁にぶち当たったり、フォームが崩れそうになったりした場合も、**原点に立ち返るようなつもりで「まずは正しい姿勢でちゃんと立つ」というスタートラインに戻ってみる**ことをおすすめします。

とにかく、「正しく立つ」ということは、一種のスキルのようなもの。しかも、正しく体を動かしていくためには、必ず覚えておかなければならない基本スキルのようなものなのです。勉強でも運動でもそうですが、どんなことも基本スキルをないがしろにしていてはなかなか他のことも身につけることができません。だからこそ、みなさん、普段から「正しく立つ」ことを意識して、「基本のキ」を大切にしていくようにしてください。

＊

なお、みなさんのなかには、今現在、肩や腰などの関節の痛みに悩まされている方も多いと思います。きっと、腰が痛んで仕方ないようなときに「どういう立ち方をすればいいのか」が知りたい人もいらっしゃることでしょう。

そこで、「立ち方」の締めくくりに、「痛いときの立ち方のコツ」をシチュエーション別に紹介していきたいと思います。痛くて立つのさえつらいとき、痛くてもがまんして立っていなければならないようなとき……そんなときにどんな姿勢をとるのが正しいのか。みなさん、ぜひ以下のコツを参考にして、できるだけ痛みを軽減・解消するのに役立てていくようにしてください。

【腰が痛いときの立ち方】

「腰が痛くて寝ていたいんだけど、どうしても仕事を休めない」——そういうとき、よく腰をかばうように前かがみの姿勢をしている人を見かけます。腰を伸ばすと痛みが強まるから、腰を大きく丸めながらおっかなびっくりそろりそろりと歩く……。きっと、みなさんの周りにもそういう人がいらっしゃることでしょう。あるいはみなさんご自身、そういうご経験があるかもしれませんね。

でも、実はこの姿勢、腰にはかえってよくないのです。多くの人は逆のことをしてしまっているんですね。

そもそも、このパターンの腰痛のほとんどは、ねこ背でいたり腰を丸めていたり、前かがみの悪い姿勢を続けてきてしまったために起こったもの。それなのに、その悪い姿勢を続けるかのような腰を丸めたポーズをとっていては治るはずがありません。

こういうときは、多少痛くとも腰を伸ばし、正しい姿勢をとってしまうほうが治りが早まるのです。※ ちょっと痛みをこらえて腰をまっすぐ伸ばしてみると、体重のかけ方によって「痛いポイント」と「痛くないポイント」があることがわかるはず。その「痛くないポイント」に重心を載せながら体をまっすぐにして立つようにするといいのです。そのポイントにちゃんと重心を載せていれば、歩いてもそんなに痛くないことがわかるでしょう。

どうも腰痛持ちの方々は、みなさん「腰を伸ばすと痛い」という先入観に縛られてしまっていることが多いのですが、怖くともしっかり「柱」に重心を載せていくほうがずっと治りが早まるんですね。すなわち、痛みから逃げず、こちらから攻めていくくらいの〝姿勢〟をとっていくことが大事なのです。

【ぎっくり腰のときの立ち上がり方】

ぎっくり腰の場合、2～3日は安静を保っていなくてはなりません（安静期を過ぎたら、その後はなるべく通常の活動に戻るほうがいい）。ただ、安静にすべき時期も、トイレに行ったり台所へ行ったりと、何かと「立ち上がらなければならない用事」はあるものです。そういうとき、どういう立ち上がり方をするのがベストなのでしょう。

※　ただし、脊柱管狭窄症など、「体を後に反ると痛む腰痛」の場合は、体を丸めた前かがみの姿勢をとっているほうが痛みも少ないし、治りも早まります。

いちばん大切なのは、腰椎の椎間板に負担のかからないような動作をとること。まず、布団から起き上がるときは、寝返りを打ってうつ伏せになり、いったん四つん這いになることをおすすめします。それから、柱とか机とかの頑丈なものを手にし、それを頼りにしながらゆっくり立ち上がる。そういう「支え」があるだけで、椎間板にかかる圧はかなり軽減されるんですね。

立ち上がるときに、グラッとよろけたりすると、激痛に見舞われるとともに、状態をよけい悪化させてしまいかねません。ぜひ、みなさん「立ち上がりの手順」を覚えておくようにしましょう。

【職業上、立ちっぱなしでいることが多い人のための立ち方】

美容師さん、調理師さんなど、立ちっぱなしで仕事をする職業の方は腰を痛めやすいものです。とくにいけないのは、立ちながら中腰の姿勢を頻繁にとること。同じ姿勢をとり続けて、ただでさえ腰の椎間板が疲労しているのに、「中腰」という不安定な姿勢によって椎間板にさらに圧が加わることになるわけですから、腰が痛みという悲鳴を上げるのも致し方ありません。

腰が痛いときの立ち方

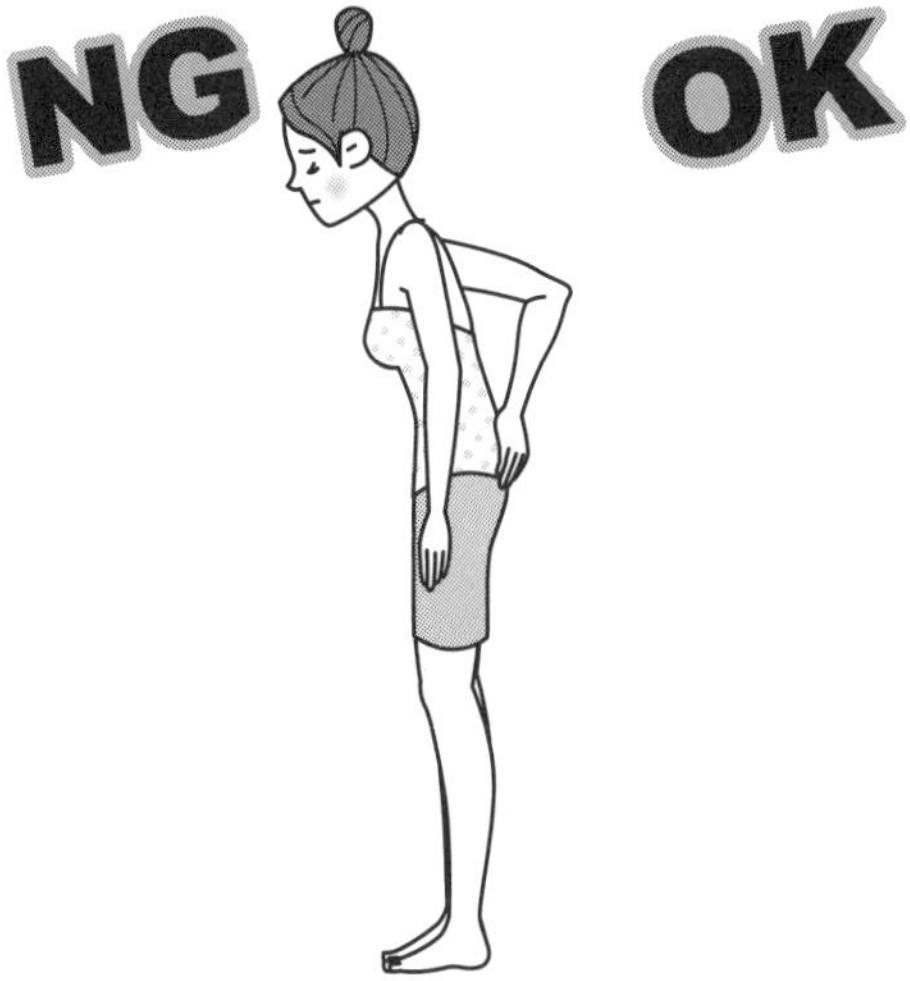

ぎっくり腰のときの立ち上がり方

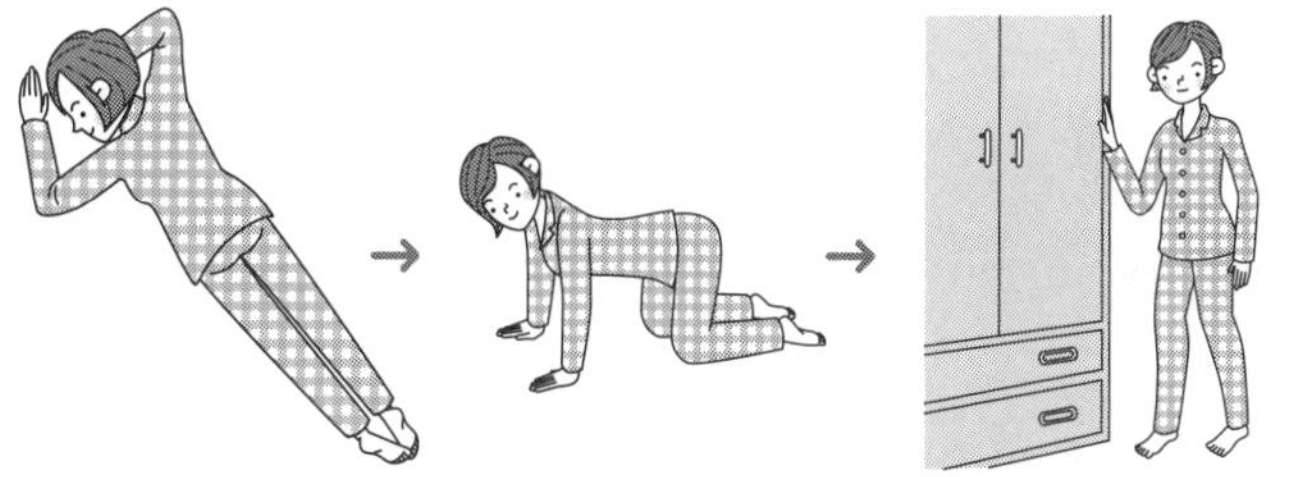

1. まずうつ伏せになる　2. 四つん這いになる　3. 家具などを頼りにしながら立ち上がる

それと、長時間立ちっぱなしで仕事をしている人は、どうしても体の「軸足側」に体重をかけやすく、軸足側の腰に痛みなどのトラブルが出やすい傾向があります。無意識のうちに、軸足側に体重を預けているため、そちら側の椎間板が傷みやすくなるんですね。

これを避けるためにいちばん心がけていただきたいのは、ときどき仕事の手を休めて姿勢を変えること。持ち場を離れて軽いストレッチをしたり腰を伸ばしたりするといいでしょう。それと、立って仕事をしているときは、肩幅くらいに足を開くようにして、軸足に重心をかけるのではなく、なるべく体の後ろ寄りに重心を載せるようにしてください。先にもご説明した通り、そのほうが「柱」に体重が載って体幹が安定するのです。感覚としては、「まず2本の足を安定させて、その上に骨盤をどんと載せ、その上に背骨をまっすぐに載せていく」ようなイメージです。

そして、その姿勢を基本として、できるだけ中腰にならないようにしてください。どうしても姿勢を低くしなくてはならないときは、腰ではなく、軽くひざを曲げて作業をするようにするといいでしょう。

こうした点を意識するだけでも、かなり腰の負担は減るはずです。毎日続けていく仕事なのですから、重心バランスや体の動かし方を工夫し、できる限りのケアをして、できる限り腰の椎間板の負担を減らしていくようにしてください。

【腰が不安なときの電車内での立ち方】

よく電車内で「あの人、いかにも腰が痛そうだなあ……」という人を見かけます。立っているのさえつらそうで、急に電車がグラッと揺れた拍子に「あっ、イテテテ……」なんて声を上げていることもあります。

では、腰が痛いとき、電車内ではどういう立ち方をするのが正しいのか。

この場合も、腰をかばうように前かがみで立っていてはいけません。これだとかえって椎間板に負担がかかりやすくなります。できるだけ腰をまっすぐに伸ばして、正しい姿勢をとるようにしてください。

そのうえで、「安定」を確保することが大切です。

まず、基本は電車の進行方向に向かって立つようにするといいでしょう。そうすると「前後の揺れ」に対応しやすくなり、不意にグラッときても比較的腰に負担をかけずに済みます。そして、足は肩幅以上に開き、体の後ろ寄りに重心をかける。また、

「立ちっぱなしでいることが多い人」のおすすめの立ち方

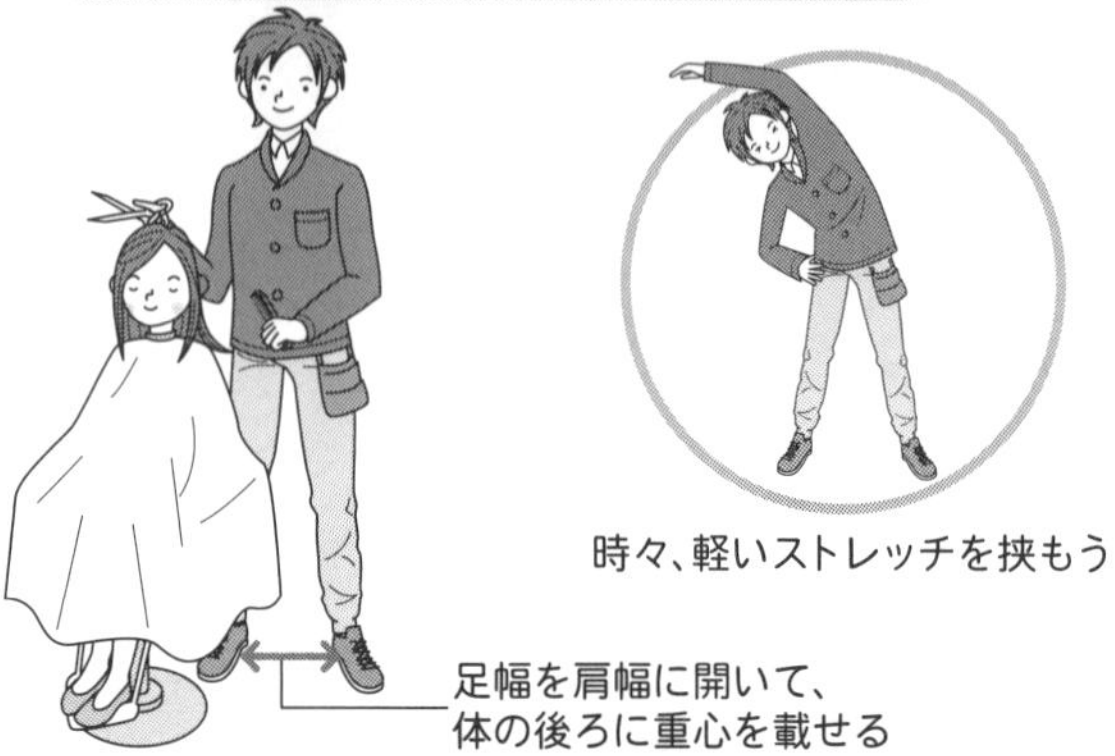
時々、軽いストレッチを挟もう
足幅を肩幅に開いて、
体の後ろに重心を載せる

腰が不安なときの電車内での立ち方

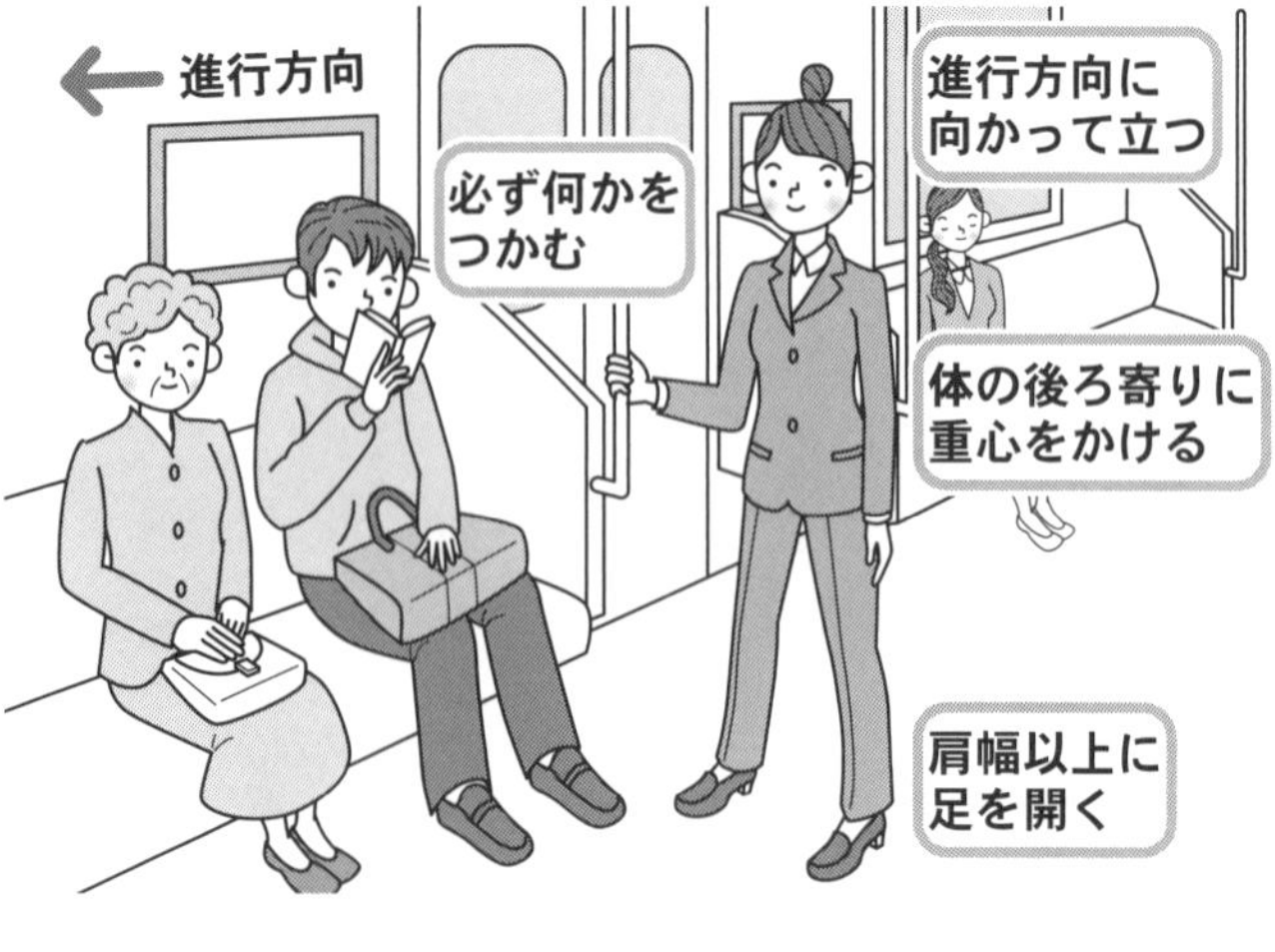
進行方向
必ず何かをつかむ
進行方向に向かって立つ
体の後ろ寄りに重心をかける
肩幅以上に足を開く

手すりや吊革など、必ず何かの「支え」をつかむようにしてください。後ろに壁があるなら、体をもたせかけるのもいいでしょう。

そして、電車が急に揺れたときは、手すりや吊革などの「支え」をグッとつかんで、下腹に力を込めるようにしましょう。グラッときたら、つかんでいる「支え」に衝撃を逃がすようなつもりで、あらかじめ身構えておくといいと思います。

いずれも些細なことではありますが、普段から意識していれば、より関節へのダメージを少なくできるはず。姿勢ケアでは、こういった「小さなことを意識しているかいないか」が案外大きくものを言います。

第3章

負担の少ない座り方を覚える

座っている時間が長い人ほど、寿命が短くなる!?

私は、**人間の骨格構造は、長く座るのには向いていないと思っています。**

でも、最近はデスクワークが増えて、１日のほとんどの時間を座って過ごしているような方々も決して珍しくありません。

現代に腰痛や肩こりなどに悩む人がこんなにも増えたのは、ひとえに「座っている時間があまりに長くなったこと」に起因していると言っていいでしょう。本来「骨格的に向いていない」ことを毎日延々とやっているわけですから、関節が痛んでくるのも当然と言えば当然です。座り続けていることによって骨格バランスに無理なしわ寄せが生まれ、そのしわ寄せが関節に集中し、腰や肩が痛んでいってしまうことになるわけです。

ちなみに、**海外の研究では「座っている時間が長いと寿命が短くなる」というレポートもあります。**この研究は、米国癌協会による癌予防研究Ⅱに参加した、特に病歴のない人たち12万３２１６人を14年にわたり追跡調査したもの。これによれば、１

日6時間を座って過ごす人は、座る時間が3時間未満の人に比べて、死亡リスクが女性で37パーセント、男性で17パーセント高くなったといいます。そして、この研究論文の著者は、座ってばかりであまり筋肉を使わないと、ホルモンバランスの変化からコレステロールなどがたまりやすくなり、心疾患をはじめとした病気を起こすリスクが高まることを指摘しています。

つまり、座ってばかりだと、関節トラブルを起こすだけでなく、内科的な疾患を起こすリスクもグッと高まってしまうわけですね。「寿命が短くなる」というデータが出たことにも、思わず納得してしまいます。

このため、この「座り方」の章で、私がみなさんにいちばんに訴えたいことは決まっています。

そう。「できるだけ座り続ける時間を短くすること」です。現代の生活スタイルにおいて将来の健康トラブルを防いでいくためには、それが何よりも最優先に解決すべき課題だと思います。

もちろん、日々座って仕事をしている方々は、「座る時間を短縮しろ」と言われても難しいかもしれません。

しかし、20～30分に一度席を立って体を伸ばすくらいのことはできるはず。関節にもっともダメージを与えるのは「同じ姿勢を長時間続けること」なので、定期的に席を離れて違うポーズをとるだけでも、かなり腰や肩の関節への負担が違ってきます。おそらく、それを習慣にしている人とそうでない人とでは、日々積み重なっていくうちに関節の衰え具合にかなりの差が現われることになるでしょう。

ですからみなさん、これからの人生、関節の痛みに悩まされる生活を送りたくないならば、次の二つをぜひ実践するようにしてください。

・「できるだけ、座り続ける時間を短くする」
・「デスクワーク中心の仕事をしている人は、20～30分おきに席を立つ」

私は、これを守るだけでも、10年先、20年先の健康状態が大きく違ってくると思っています。長く座り続けることは、人間にとってそれくらいよくないことなのです。まずはみなさん、この点をしっかり肝に銘じておいてください。

「悪い座り方」と「いい座り方」のいちばんの違いは？

現代の暮らしは「座った姿勢での作業」を中心に回っています。長い時間座るのはよくないといっても、仕事や生活を成り立たせるためには、誰しもいやおうなく座らざるを得ません。

ただ、そこで差がついてくるのがどのような「座り方」をしているか。

その人がどういう座り方をしているかによって、関節の痛み方や体の動きの具合が大きく変わってくるのです。

ところで、みなさんは「いい座り方」と「悪い座り方」のいちばんの違いはどういう点なのかわかっているでしょうか？

その答えをひと言で言えば、**「骨盤を立てているか／骨盤を寝かしているか」**の違いということになります。座り方のポイントは、これに尽きると言ってもいいでしょう。

ちょっと、身近な例を取り上げながら、ＮＧパターンとＯＫパターンを示してみましょうか。

まず、「悪い座り方」のパターンです。

みなさん、ふかふかのやわらかいソファでくつろぐのはお好きですか？　腰を下ろすと、いい感じに体が沈んで、全身を預けるように脱力することができますよね。こういった気持ちよさから、つい何時間もソファで過ごしてしまう方も少なくないのではないでしょうか。

でも、この気持ちよさが、関節や椎間板に対しては非常に大きなマイナスに働くことになるのです。

ここで左のイラストを見ていただきたいのですが、ソファーに座っているとき、骨盤が大きく横に傾いて寝てしまっていますよね。また、骨盤の上の腰椎はとても大きく曲がっています。すなわち、こういうポーズをずっと続けていると、腰椎という「柱」にかなりの負担がかかってしまうことになるのです。ソファーでテレビなどを観て過ごすうちについ寝込んでしまった経験をお持ちの方もいらっしゃると思いますが、そういうとき、ソファーから起きた後、腰などに痛みやハリを感じたことがあるのではありませんか？　つまりそれは、大きく曲げられたまま、負担のかかる状態で

悪い座り方の例

家で
骨盤が
寝ている

仕事中
骨盤が
寝ている

電車内

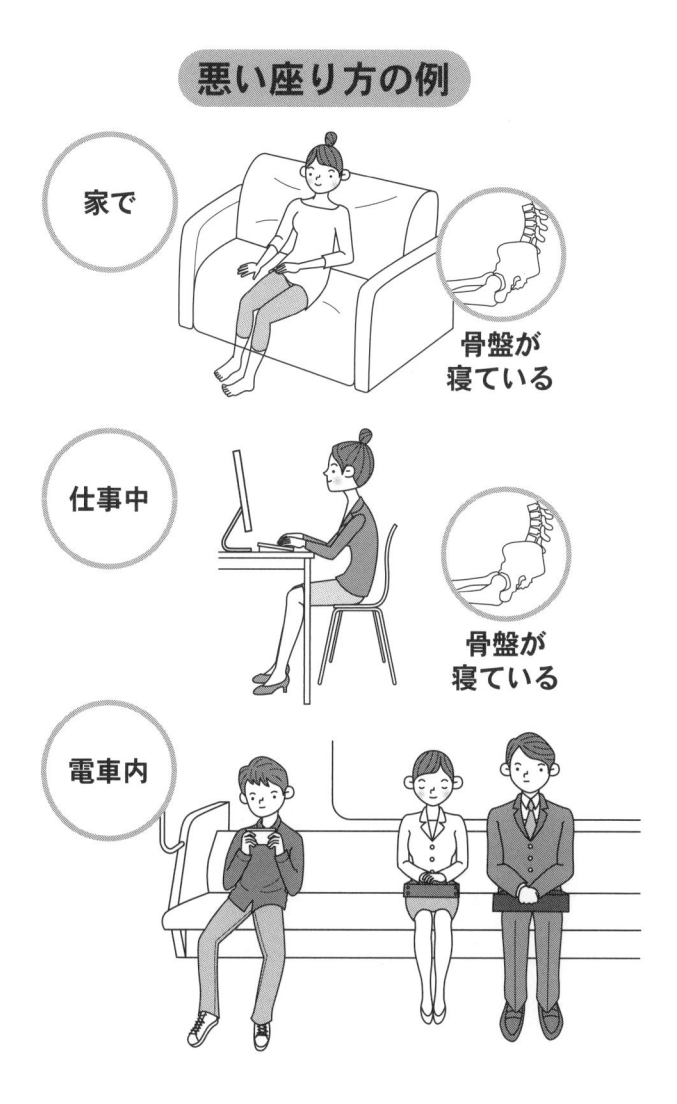

放置された腰椎が不調を訴えている証拠です。このように、**骨盤を寝かす座り方は、頭では楽に感じているかもしれませんが、腰椎という「柱」に対してたいへん苛酷な負担を強いている**ものなのです。

だけど、こういう骨盤を寝かす「悪い座り方」をしている人、けっこういろんなところで見かけますよね。

たとえば、電車内のイスに浅く腰かけて、背もたれに体を預けて両足を投げ出すような姿勢で座っている人。それに、オフィス内でも、イスに浅く腰かけながら腰や背中を大きく丸めながらパソコンに向かっているような人をたまに見かけます。こうした場合も骨盤が横に寝てしまい、大きく曲がった「柱」をさんざん苦しめていることになるわけです。

このような姿勢を続けていたら、いずれ腰痛に苦しむことになるのは目に見えています。それに、イラストを見ておわかりのように、骨盤を寝かして座る姿勢は、見た目にも大きなマイナスであり、行儀の悪い印象を人に与えるものです。心当たりがある方は、すぐにでも座る姿勢を改めることをおすすめします。**やわらかいソファーでくつろぐのを、まったくダメとは言いませんが、せいぜい30分～1時間くらいにして、**

長く過ごすのは控えたほうがいいでしょう。

「土台」を立てて、「柱」をまっすぐ載せる

では、「いい座り方」のほうはどうでしょうか。

みなさん、１２９ページのイラストを見てください。これはオフィスでのパソコン作業時の座り方の例。おわかりのように、骨盤がまっすぐ立っていますよね。そして、その上の腰椎もまっすぐ伸びています。このように、骨盤という「土台」を立てて、その上に「柱」をまっすぐ載せてキープしていくのが、正しい座り方のいちばんの基本なのです。

こういう座り方をするには、イスにできるだけ深く腰かけて、背筋にグッと力を込めなくてはなりません。すると、骨盤がすっくと立って、腰椎もしっかり伸びるはずです。細かい点についても説明しておくと、まず、足はひざを90度以上開くようにしてください。両足は、本当は戦国武将のように股を開いてどっかと座るほうが安定していいのですが、女性の場合、足を開いているとお行儀悪く見られてしまうので、こ

れはケースバイケースということでいいと思います。

また、パソコン作業をする場合は、パソコンの画面を目線と同じ高さにして、できるだけうつむかずに作業できるようにしておくといいでしょう。イスや机の高さを調整してもいいですし、最近はパソコンの高さを調整するための台なども販売されています。いろいろ工夫をして高さを調整しながら、自分のベストポジションを見つけていくようにしてください。それと、ノートパソコンだとどうしても目線が低くなってうつむきがちになるので、ノートをお使いの方は思い切ってデスクトップ型に買い替えるのも手だと思います。

なお、イスは背もたれとひじかけのついたものがおすすめです。正しい座り姿勢で長く作業していると、どうしても背筋が疲れてきてしまうのですが、背もたれという「支え」があるだけでもだいぶ疲れ具合が違ってきます。腕の場合も、ずっと前に出してキーボードを打っているとかなり腕が疲れてきますので、ひじかけがあるだけでかなり楽になるはずです。ぜひ、イスの機能をうまく使って、なるべく体を疲れさせずに正しい座り姿勢をキープしていくようにしてください。

とにかく、**どのようなシチュエーションで座るときも、いちばん大切なのは、骨盤**

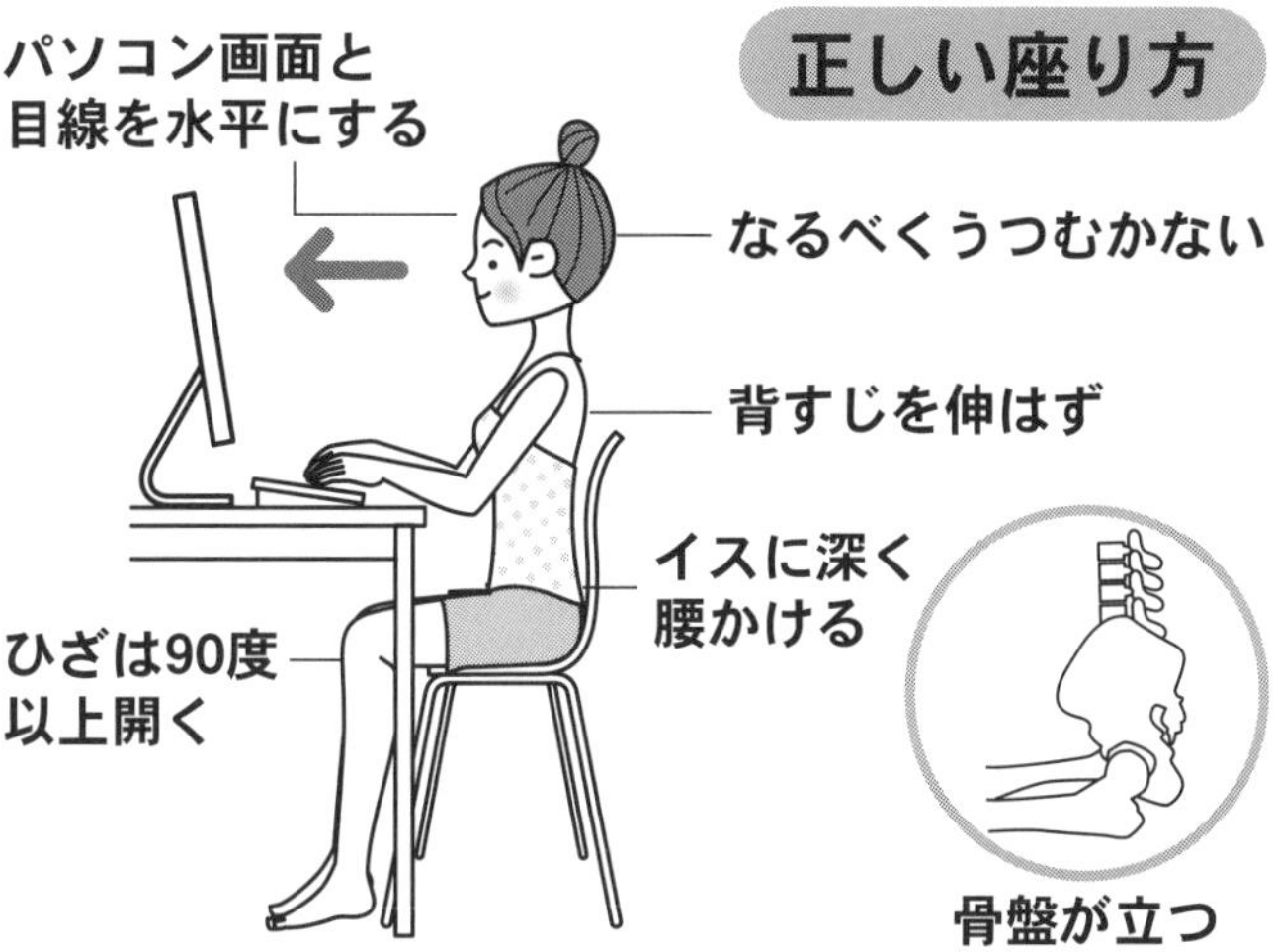
正しい座り方
パソコン画面と
目線を水平にする
なるべくうつむかない
背すじを伸はず
イスに深く
腰かける
ひざは90度
以上開く
骨盤が立つ

を立たせることです。たとえば、電車やバスの座席に座るときは、イスの角にお尻を差し込むようなつもりで深く座ると、自然に骨盤を立たせることができます。ソファーに座る場合は、体を預けずにイスのはじっこにお尻をちょこんと載せて背筋に力を入れると、骨盤を立てて座ることができるはずです。喫茶店のソファや応接室のソファーなど、出先でやわらかいイスに腰を下ろさなくてはならないケースもあります。こういった「骨盤を立てる座り方」を心得ていれば、どこへ行っても姿勢よくきれいに座っていられるようになるのではないでしょうか。

背筋をサポートすれば、より長い時間きれいに座れる

もっとも、「正しい座り姿勢」には、実はひとつだけウィークポイントがあります。

それは、背筋が疲れやすい点。

先ほどもちょっと触れましたが、「正しい座り方」をずっと維持しようとしていると、背筋に力を入れ続けていなくてはならないんですね。力を入れ続けていると、どうしても時間が経つとともに背筋に疲れがたまってきます。このため、正しい姿勢を意識していても、背筋が疲れてくるとともにだんだん背中が丸まっていってしまう人が少なくないのです。

だから、本当は、背筋が疲れてきたら、タイミングよく休憩を挟んで体をほぐすのがいちばんいいわけです。ちょっと席を離れて体を曲げ伸ばしするストレッチでもすれば、背筋の疲れはすぐにとれるはず。そうすれば、席について再び「正しい座り姿勢」をとることができます。とにかく、長い時間にわたって「正しい座り方」をキープしていくためには、「適宜休憩を挟んで背筋を休めること」が必要不可欠だと言っ

ていいでしょう。

しかし、ときには休憩なしに座っていなくてはならないときもあります。1人で受付に座っていたり、会議が延々と続いていたり……それに、あまりに忙しく、時間や締め切りに追われてパソコンから離れられないようなときもあるでしょうし、飛行機や車で長時間かけて座って移動することもあるでしょう。そういうときは、いったいどうすればいいのか。

私は、そうした場合は**「背筋をサポートするグッズ」を活用していくといい**と思います。

たとえば、私は132ページのように「6個のテニスボールをつなげてつくったクッション」をイスの背もたれと腰の間に挟むことをおすすめしています。第1章の「テニスボール矯正」で使った2個つなげたボールを、さらにガムテープで3組連ねて小さめのクッションをつくるんですね。このクッションを腰の後ろに入れていると、骨盤と背骨が効果的に支えられて、背筋に力を込めずとも「正しい座り方」をキープできるようになるのです。つまり、背筋がサポートされることによって疲れにくくなり、より長い時間正しい姿勢で座っていられるようになるわけです。

テニスボール・クッションの使い方

1. 6個のテニスボールをつなげてクッションをつくる

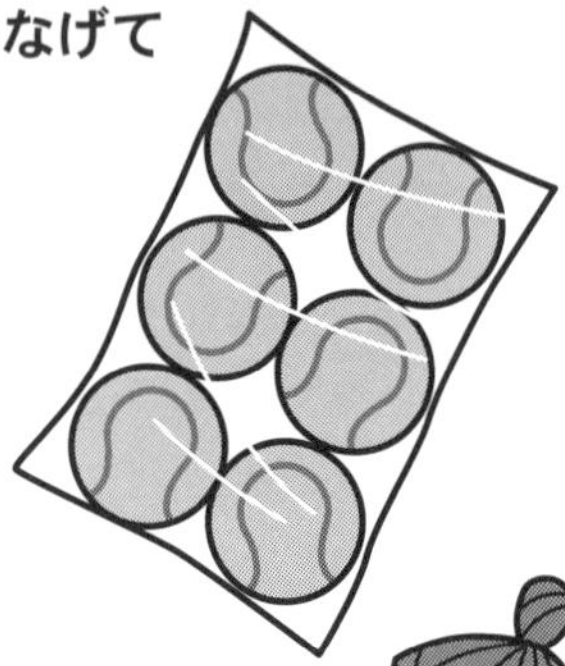

2. イスの背もたれと腰の間にテニスボール・クッションを挟んで座る

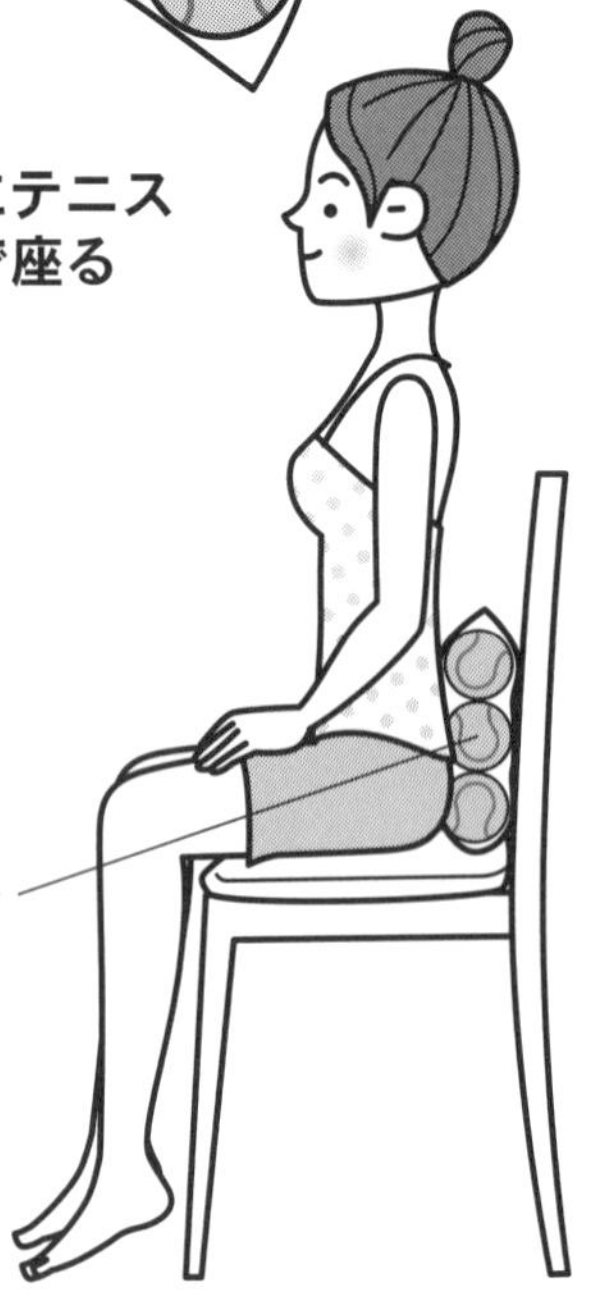
深く腰かけて、腰でクッションを押しつぶすようなつもりで座る

この「テニスボールクッション」を用いる際は、イスに深く腰かけて、テニスボールを腰と背中で押しつぶすような要領で座るのがコツ。また、テニスボールを使わずとも、「小さめのクッション」や「バスタオルを丸めて縛ったもの」などを代用するのでも構いません。

とにかく、ちょっと背筋に「支え」が入るだけで、びっくりするくらい座っているのが楽になるはず。どうしても長時間座ってなくてはならないようなときは、ぜひ活用してみてください。

「正しい座り方のコツ」は正座から学べ！

「正しい座り方」を続けるのには、ある程度の「慣れ」も必要です。

ちょっとみなさん、周りの座り姿勢がきれいな人に注目してみてください。そういう人は、そんなに力を入れている様子でもないのに、自然体のまま、きれいな座り姿勢を長い時間キープできているのではありませんか？　どうして疲れずにいい姿勢を続けられるのかというと、**「座り慣れた人」は、背筋にそんなに力を込めなくとも座**

れるようなコツを心得ているのです。言ってみれば、座るときの重心のかけ方や荷重バランスのとり方をつかんでいるんですね。

では、こういったコツをつかむには、いったいどうすればいいのか。

ひとつ、おすすめの方法があります。

それは**「正座を身につけること」**です。

しかも、背中を丸めた崩れた正座ではなく、居住まいよくピシッと背すじを伸ばした「正しい正座」を身につけるのです。

実は、正座はたいへん腰の椎間板に負担の少ない座り方なんです。

みなさん、次ページのイラストを見てください。これらは腰椎の椎間板にかかってくる重圧を姿勢の違いによって調べたもの。立ち姿勢を「1・0」としたとき、正しい姿勢でイスに座った場合は「1・5倍」、前かがみの姿勢でイスに座った場合は「1・85倍」もの負担が腰の椎間板にかかってくるわけですね。

でも、正座の場合はどうでしょう。なんと、「0・8倍」であり、立っているときよりも椎間板への負担が少ないということになります。意外に知られていないのですが、**正座は腰の関節にやさしい座り姿勢**なのです。きっと、正座に慣れた人なら、イ

姿勢の違い別、腰椎の椎間にかかってくる重圧

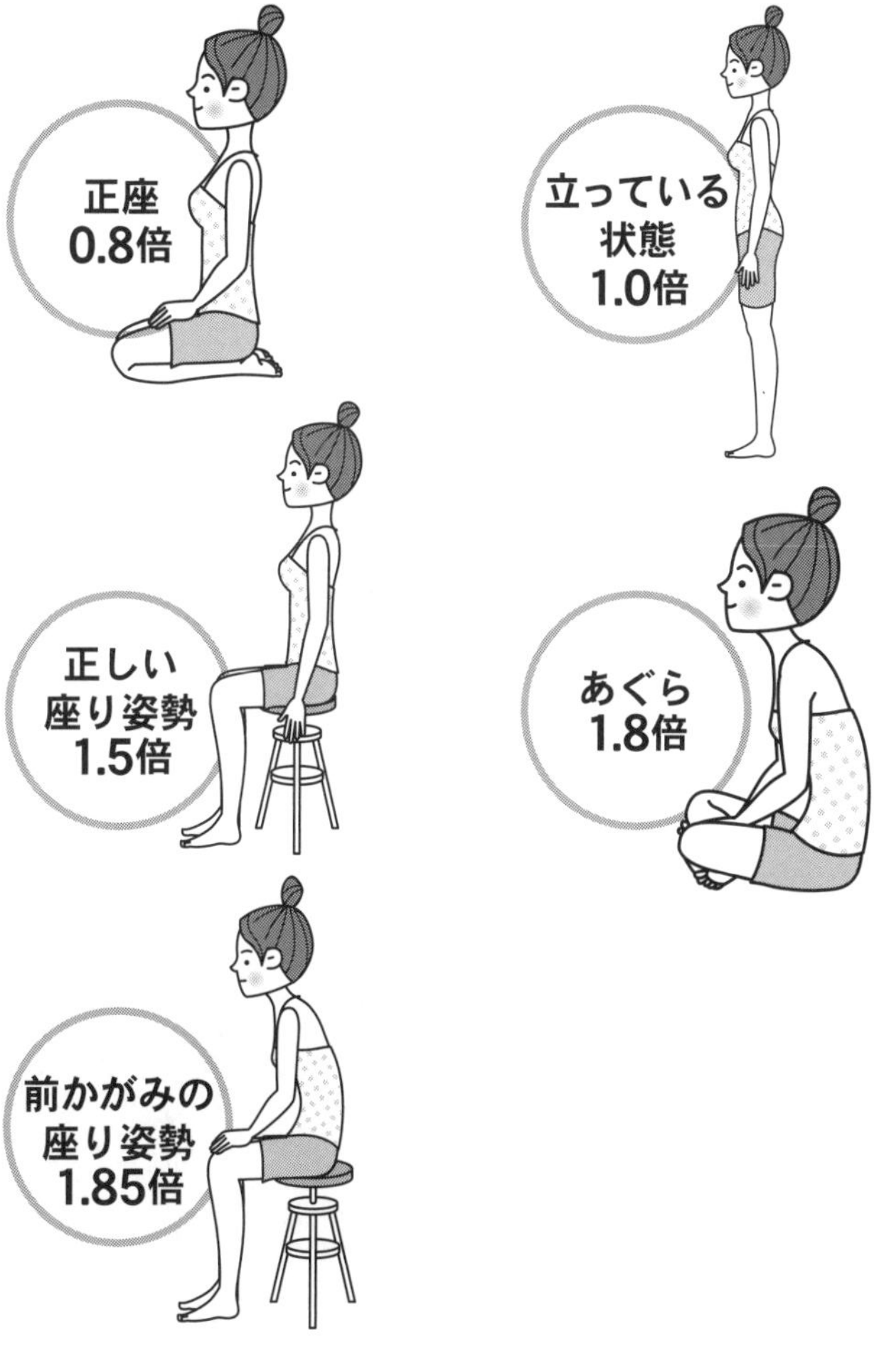
正座
0.8倍
立っている
状態
1.0倍
正しい
座り姿勢
1.5倍
あぐら
1.8倍
前かがみの
座り姿勢
1.85倍

スに座る生活をするよりも正座をして生活するほうが、後々腰痛にならずに済むでしょうね。

では、どうして正座が「正しい座り方」を学ぶためにおすすめなのか。

みなさんちょっと、正座をしてみてください。まっすぐ背中を伸ばして正座をしようとすると、骨盤を立てて、その上に背骨をまっすぐ載せるような感じを否応なく意識せざるを得ないのではありませんか？

ここが大きなポイント。言わば、**正座をするということは、骨盤という「土台」にまっすぐ「柱」を立たせることを学ぶようなもの**なんですね。そして、この「土台」に「柱」をまっすぐ立たせるコツがつかめると、背筋にそんなに力を込めなくともスッと「柱」を立たせることができ、しかもそのきれいな姿勢を長い時間キープできるようになるのです。

たとえば、空手や柔道、合気道などの武道をやっている人は、正座をしている姿がとても決まっていますよね。もちろん、華道や茶道をたしなんでいる女性も同じです。こうした方々は、みなさんとても自然に「土台」に「柱」をまっすぐ載せていて、体の軸が全然ブレない。まっすぐ1本の芯が通っているかのように、凛《りん》として美しく正座をされます。これこそ、座り姿勢の理想形と言っていいのではないでしょうか。そして、こういう正座に慣れた方々は、イスに座っていてもきれいな姿勢を長くキープできるものなのです。きっと、「土台」に「柱」をまっすぐ立たせる基本が一緒であるため、どんなイスに座っても、すぐにピシッとしたフォームを固めることができるのでしょう。

ですから、こうした理想形に少しでも近づけるよう、まずは正座をマスターできるよう練習していくといいんですね。

そこでみなさんにご提案なのですが、**1日5分、正座を習慣づけてみるのはいかがでしょう。**朝やってもいいし、夜、寝る前にやるのでも構いません。言わば、「正しい座り方」を学習するための〝正座トレーニング〟のようなもの。5分でいいから「土台」に「柱」をまっすぐ載せる「正しい座り姿勢」を頭の中で意識し続けながら座ってみるのです。

まあ、座り慣れていない人は、最初のうちは足がしびれてたいへんかもしれませんが、毎日5分、「土台」と「柱」に意識を集中して続けていれば、だんだん足がしびれにくい荷重バランスのポイントがわかってくるはず。さらに、日々続けていれば、

「柱」をどういうポジションでセットすれば、背筋にあまり力を入れずとも座っていられるかもつかめてくるはずです。

みなさんぜひ、正座トレーニングにチャレンジしてみてください。正座は、精神統一や集中力アップにもたいへんいいとされます。きっと、姿勢の学習のほかにも、このトレーニングから学び取れることは多いのではないでしょうか。

「あぐら」や「横座り」をするときの注意点は？

なお、正座の話が出たので、ついでに、あぐらや横座りなどの「畳や床に直接腰を下ろす場合の座り方」について言及しておきましょう。

先ほど紹介したように、正座をしたときに椎間板にかかる重圧は「0．8倍」であり、正座がもっとも腰に負担の少ない座り方であることは疑いありません。もっとも、長く正座をしていると足もしびれてきますし、長時間にわたって正座をするのは、ひざ関節の負担という点で考えるとあまりいいとは言えないのです。ですから、畳や床に座る場合は、正座を基本としながら、ときどき足を崩すようにすることをおすすめします。

足を崩すとき、男性ならあぐら、女性なら横座りをするのが一般的なのではないでしょうか。

ただ、これらの座り方は、基本的に腰にはよくないと考えてください。

あぐらの場合、椎間板にかかる重圧は「１・８倍」。正座に比べると、かなりの負担が腰にかかってくることになります。あぐらをかくと、どうしても骨盤が寝てしまい、腰椎が大きく曲がることになってしまうのです。ただし、１４０ページのイラストのように、お尻の下の仙骨の先端部あたりの位置に小さめのクッションや丸めたバスタオルなどを入れておくと、骨盤を立たせることができ、背すじを無理なく伸ばすことが可能になります。この場合、**クッションにお尻の端っこをちょこんと載せるような感じであぐらをかく**のがコツ。この座り方であれば、腰にかかる負担をかなり減らすことができるでしょう。

とりわけ、普段の生活で、畳や絨毯《じゅうたん》にあぐらをかいて座ってテレビを観たり食事をしたりしている方は、腰痛防止のためにもぜひ習慣にしていくことをおすすめします。

あぐらで座るときのコツ

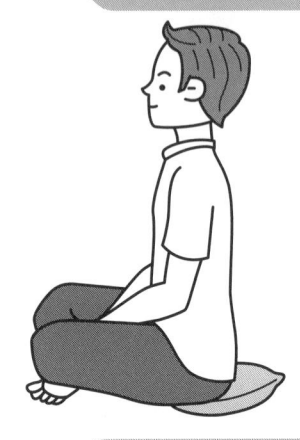

背すじを
まっすぐ伸ばす

硬めのクッション、
丸めたバスタオルなど

横座りで座るときのコツ

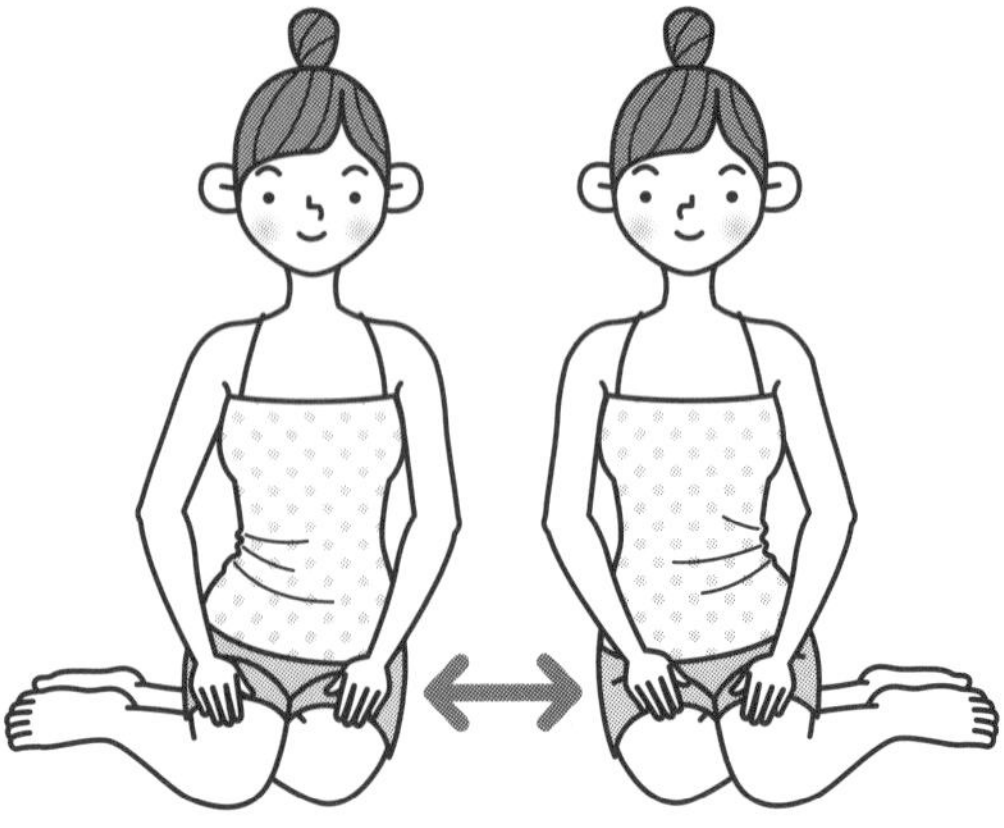

できるだけ左右均等に足を流すようにする

また、横座りも、腰にはあまりよくありません。

やはり骨盤が寝てしまいやすいですし、いつも左右同じ側へ足を流していると、骨盤や腰椎に歪んだクセがついてしまいやすいのです。横座りをする場合は、なるべく〝いつも組んでいる側ではなく、苦手なほう〟へ足を流すようにし、できるだけ左右均等になるように意識づけていくといいでしょう。

もっとも、いま現在腰痛に悩まされている方の場合、横座りが痛みを和らげることにつながることもあります。というのは、腰の右側に痛みがある人は、左へ足を流すことによって痛みが弱まる、腰の左側に痛みがある人は、右へ足を流すことによって痛みが弱まることが多いんですね。つまり、**痛む側と逆方向に足を流すことによって、腰の椎間板に加わるプレッシャーを多少弱めることができる**のです。腰痛持ちの方は、ぜひ覚えておくといいでしょう。

座り方のスキルを学んでいるかどうかで大きな差がつく

私は、誰もが「正しい座り方」を身につけて、できるだけ座り続ける時間を短くするような心がけをしていれば、腰痛や肩こりはこの世からなくなるのではないかと思っています。

それくらい「座る」という行動は、関節トラブルと深く結びついているのです。

しかし、いかんせん腰痛や肩こりに悩む人が増え続ける一方なのは、ちゃんと座ることができていない人がいかに多いかということを物語っているのでしょう。

ですから、今後腰痛や肩こりに悩まされたくないのであれば、やはり「正しい座り方」をしっかり学んでおかなくてはなりません。

「立ち方」と同様に、「座り方」も私たちが必ず学んでおかなければならない基本スキルです。

座り方のスキルをちゃんと心得ている人と、そうでない人とでは、ゆくゆく関節の痛み方、とくに腰の痛み方にびっくりするような大きな差がついてしまうことになるでしょう。

だからみなさん、普段から座り方を気にかけるようにしてください。仕事でパソコンに向かっているときはもちろん、食事をしているとき、テレビを観ているとき、乗り物に乗っているとき、ベンチで休んでいるとき……そういう日常の座り姿勢にスポットライトを当てて、できるところから変えていくようにしてください。そして、普段の座り方を意識的に変えながら、腰や肩を痛めないためのスキルを身につけていくようにしましょう。

＊

なお、「立ち方」と同じように、ここで「痛いときの座り方のコツ」について簡単に押さえておくことにしましょう。腰が痛くて、座りたくとも座れないようなとき、腰が痛くても座ってなくてはならないときに、どういった姿勢の工夫をするといいのか。以下を参考に、困ったときに役立てていくようにしてください。

【腰が痛いときの座り方】

よく電車内などで、いかにも腰が痛そうな人が無理して座っているのを見かけます。痛くないようにおそるおそるそーっと腰を下ろして、背を伸ばすと痛いから、腰を寝かせ気味にしてお尻を浮かせるように座って……。でも、こういう座り方はＮＧ。こんな座り方をしていると、かえって腰を痛めてしまいかねません。

こういうふうに腰が痛いとき、一番いいのは座らずに立っていること。そのほうが腰の椎間板への負担は軽いのです。そして、どうしても座席に座るなら、骨盤を立たせた「正しい座り姿勢」で座るようにしてください。イスに深く腰かけて、腰を伸ばして座りましょう。座った際にちょっと痛むかもしれませんが、正しいフォームを固めてしまったほうが椎間板が安定し、結果的にそのほうが負担が軽くなるのです。

また、寒い時期に電車内の座席に座る際は、ドア近くの席よりも真ん中近辺の席を選ぶことをおすすめします。ドア近くの席は外気によって体が冷えやすく、腰痛にも悪影響をもたらしやすいのです。

【腰が痛いときのイスの選び方】

大リーグで活躍中のイチロー選手は、ロッカールームなどでやわらかいソファーには座らず、いつも硬いイスに座るそうです。それというのも、やわらかいイスが体の関節によくないことを知っているからです。

腰が痛い場合も、イスを選べる状況ならば、なるべく硬めのイスを選ぶといいでしょう。もし、打ち合わせなどで入った部屋にソファーとパイプイスとがあったなら、迷わずパイプイスに座ることをおすすめします。とくに、体が沈むようなふかふかの

腰が痛いときの座り方

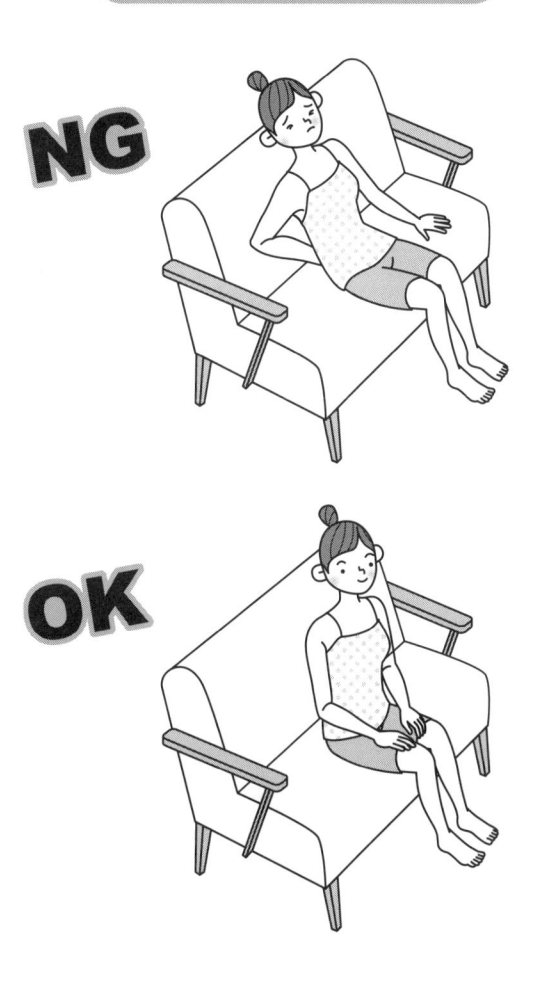

ソファーはＮＧ。どんなイスを選ぶかで、打ち合わせ中に感じる痛みがだいぶ変わってくるはずです。

【腰痛持ちの人の車の運転席への座り方】

Ｆ１ドライバーには腰痛の人が多いそうですが、それは間違いなく骨盤を寝かした姿勢で長くハンドルを握っているせいでしょう。

みなさんも車を運転される際には、シートをあまりリクライニングさせすぎないようにしましょう。骨盤を寝かした姿勢での運転は「腰痛のもと」と心得ましょう。垂直に近いくらいにシートを立てて、骨盤をまっすぐ立たせられるようなポジションでハンドルを握るようにしてください。

それと、長い時間運転される方は、小まめに休憩を挟むことを忘れずに。「座りっぱなしの運転」は腰を痛めつけているようなものです。なるべく30分おきくらいに停車して腰を伸ばすようにしましょう。

車を運転するときの座り方

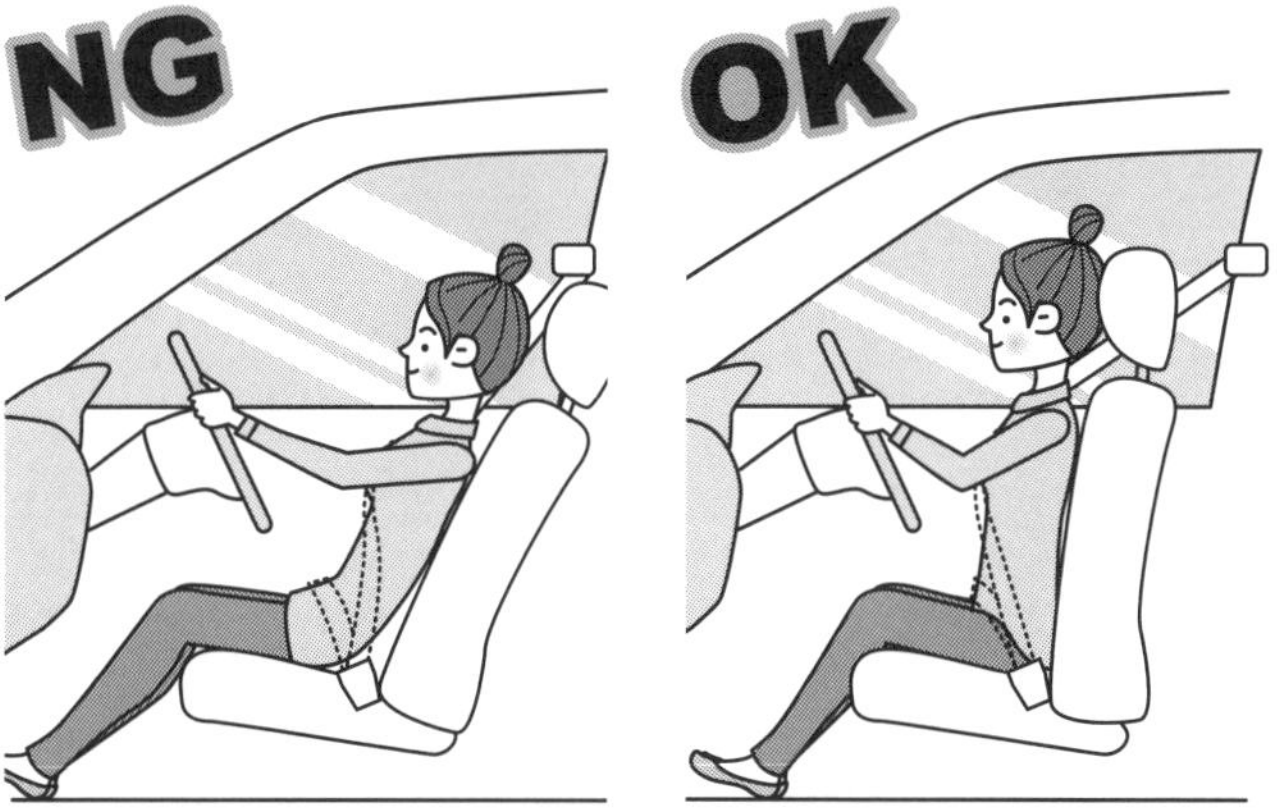

【腰痛持ちの人の自転車の乗り方】

実は、自転車に長い時間乗るのは、関節の健康にあまりよくありません。なぜなら、骨盤の仙腸関節がロッキングしやすくなるから。ちょうどサドルで仙骨が押し込まれるような格好になるため、仙腸関節が引っかかってしまいやすいんですね。それに、ずっと自転車に乗っていると前かがみの姿勢になりやすく、腰椎に大きな負担をかけることにもなります。とくにスポーツタイプの自転車は前傾姿勢でペダルを漕ぐように設計されていますし、細いサドルで仙骨が押し込まれやすいので、腰が不安なら長く乗るのは避けたほうがいいでしょう※。もし長く乗る場合は、やはり小まめに休憩を挟んで腰を伸ばすようにしてください。

腰痛の方が自転車に乗るなら、私はスポーツタイプよりもママチャリのほうがいいと思います。ママチャリのほうがサドルも幅広だし、乗りながら腰を伸ばしやすいのです。もっとも、いちばんいいのは乗り物に頼らず、自分の足で歩くこと。これについては次章でじっくり見ていくことにしましょう。

※　ただし、脊柱管狭窄症の場合、前かがみで自転車に乗るほうが腰椎への負担が少なくなります。歩くのはダメでも自転車なら大丈夫という脊柱管狭窄症の患者さんもいらっしゃいます。

第４章

１日５分、歩き方を意識する

「たくさん歩く」よりも「正しい姿勢で歩く」ほうが大切

前の章で、人間の骨格構造は長く座るのには向いていないと申し上げました。

では、どういう動きをするのに向いているのか。

それは間違いなく「歩くこと」だと思います。**人間の関節は、歩くためにつくられている**と言ってもいいでしょう。

なぜなら、正しい姿勢で歩いていると、全身の重要な関節がとても正しく動くのです。骨盤の仙腸関節も、腰椎も、股関節やひざ関節も、どの関節も、まるでそうやって動かされるのを待っていたかのように小気味よく動き始めます。そして、よく歩いて関節を動かしていると、関節可動域が広がって、体がよりなめらかに動くようになっていく。きっと、人間の体は、歩くことによって関節という〝歯車〟をなめらかに回し、その〝歯車〟を回すことによって健康な状態をキープしていくようにできているのではないでしょうか。

ところで——

みなさんは、普段、正しく歩いているでしょうか。毎日の生活を振り返ってみていかがですか？

この本の最初のほうで「関節に悪い生活」として、「座ってばかりの生活」「うつむいてばかりの生活」とともに「歩かない生活」を挙げました。日々座ってばかりで歩かないでいると、関節の機能は日一日と衰えていってしまいます。毎日ろくに足を動かさず、関節という〝歯車〟をすっかりさびつかせてしまっているなんてことはありませんか？

もちろん、なかには「自分は多少は歩くように心がけているから大丈夫」と思っていらっしゃる人も多いことでしょう。でも、そういう方々も安心するのはちょっと早すぎます。

なぜなら、ウォーキングで**いちばん大切なのは「たくさん歩くこと」ではなく、「正しい姿勢で歩くこと」**だからです。もちろん、たくさん歩けるならそれに越したことはないのですが、それよりも、短い時間でもいいから各関節をきっちり動かして正しいフォームで歩くことのほうがずっと重要なのです。

つまり、**「量」よりも「質」。**「私は、毎朝欠かさず30分歩くようにしてる」という人でも、もし、いつもの歩き方が間違っていたら、ウォーキングの効果は半減してしまいます。しかも、そのような「あまり効果のない間違った歩き方」をしている人が実はたいへん多いのです。街行く人々の姿やウォーキングをしている方々を観察していても、正しい歩き方が身についている人はほんの数えるほどと言っていいでしょう。

だから、正しい歩き方をしっかり学ぶ必要があるのです。

私は、誰もが**正しい歩き方をきちんと身につければ、肩こり、腰痛、ひざ痛などの関節トラブルに悩まされることはほとんどなくなるのではないか**と考えています。正しい姿勢で歩くということは、関節を正しく動かすということ。関節を正しく動かしていると、関節にかかってくる負担が大幅に少なくなります。そして、関節の負担が軽減されることが、痛みやこりなどが解消したり、関節トラブルを未然に防いだりということにつながっていくのです。

正しく歩くことをマスターすれば、「いつまでもスムーズに動いて痛まない体づくり」の実現がグッと近づくと言っていいでしょう。ぜひみなさん、この章の正しい歩き方のノウハウをつかんで、ウォーキングの効果を最大限に引き出していくようにしてください。

あなたも「省エネの歩き方」をしてしまってはいませんか？

「歩く」という行為は全身運動です。

みなさんあまりピンと来ないかもしれませんが、正しい姿勢で歩いていると、全身の関節や筋肉がまんべんなく、バランスよく使われるんですね。正しく歩くと、体の運動器がちゃんと全部使われるようになっているのです。このため、**正しい歩き方をしていると、ほんの5分程度歩いただけでも汗びっしょりになってしまう**ことがよくあります。「全身を使って」歩いているから、筋肉や関節がよく動いて血行がよくなり、体温が上昇して汗が吹き出すのです。また、これにより、全身においてエネルギーがしっかり消費されることになるわけです。

しかし――

先ほど述べたように、多くの人は正しい歩き方ができていません。

どこがいちばんの問題かというと、体の一部ばかりを使って歩いていて、全身を使えていないのです。歩くときにいつも特定の関節や筋肉しか使っていないために、ウォーキング本来の運動効果をほとんど引き出せていないような状態になっているんですね。

私からすれば、これは非常にもったいないことだと思います。ちゃんと正しく歩けばすばらしい効果を得られるにもかかわらず、なるべく体を動かさないで歩こうとするクセがついてしまっているために、その効果をほとんど得られなくなってしまっているわけですから……。でも、知らず知らずのうちにそういうクセをつけてしまい、自分でも気づかないまま〝もったいない状態になっている〟方々はとてもたくさんいらっしゃるのです。

私は、こういう**〝もったいない歩き方〟を「省エネの歩き方」と呼んでいます。**

この歩き方をしている人は、手足だけを最小限に動かして、なるべく小さなエネルギーでコトを済まそうという体のクセがついてしまっています。つまり、「省エネ」で体を動かす習慣が染みついてしまっているんですね。

「省エネの歩き方」の特徴は大きく二つあります。

一つは**〝足だけで歩いているような歩き方〟をする点**です。なかでも、太ももの大《だい》腿四頭筋《たいしとうきん》の力だけで左右の足を運ぼうとするクセがついてしまっている人が目立ちます。太ももの力だけで足を運ぼうとしていると、おなかなどの体幹の筋肉がほとんど使われず、ひざがあまり上がらなくなり、地面を蹴る力も弱くなります。また、歩幅が狭まって、小刻みに足を出すようにもなってきます。それで、「足から下だけを使って」せかせかと歩いているような感じになってしまうんですね。

それともうひとつは、**上体を前に傾けて、体の前寄りに重心をかけた歩き方をする点**です。誰でも体が前に倒れそうな状態になれば、倒れる体を支えようとして自然反射的に足が前に出ますよね。歩くときにずっと前傾姿勢をしていれば、一歩一歩足を出しながら支えていかざるを得なくなります。すなわち、「省エネの歩き方」をしている人には、無意識のうちに体を前傾させて、体重の移動を利用しながら足を運ぶようなクセがついてしまっているのです。

この場合、本人は最小限の力で効率的に足を運んでいるという錯覚を持っているのかもしれませんが、こういう歩き方を続けていると関節や筋肉などの運動器はたいへん衰えやすくなります。まともに使われる筋肉は太ももくらいのものですし、足腰の関節も最低限の範囲でしか動かされません。それに、長年にわたってこれを続けていると、関節に最小限の可動域しか動かさずに足を運ぶクセがついてしまい、可動域が狭まって運動機能を大きく低下させることにつながっていってしまうのです。

たとえば、みなさんの周りに、ちょこちょこと左右の足を小刻みに出して、すり足をするように歩くお年寄りの方はいらっしゃいませんか？　腰を曲げて前傾姿勢をとりながら、足をほとんど上げないままで、歩幅を極端に縮めて、転ばないようちょこちょこと移動する……きっと、「ああ、老人に多いあの歩き方か」と思い当たる方が多いと思います。実は、あの〝ちょこちょこ歩き〟はたいへん不安定で、転びやすいのです。このため、お年寄りが転倒して骨折し、寝たきりになってしまう大きな原因にもなっています。

要するに、「省エネ歩き」のクセがついたまま歳をとって、足腰の筋肉や関節が衰えてくると、ああいうちょこちょことした歩き方になってしまうんですね。「省エネ歩き」は運動器を限られた範囲でしか使いません。ひざや股関節の可動域が狭まれば、次第に歩幅が狭くなっていきますし、筋力が落ちれば、足を上げる力や蹴る力がじわじわと弱まっていきます。すると、スピードが出ず、推進力や安定性が落ちて、だんだん足を大きく踏み出すのが不安になってきて、ちょこちょこと足を出すようになっていってしまうのです。

どうです？　みなさんも自分が「省エネの歩き方」をしていないかどうか不安になってきていませんか？

でも、驚かないでいただきたいのですが、私が見るところ、**日本人の７〜８割に「省エネ歩き」のクセがついてしまっている**のです。程度の差はありますが、多くの人は疲れる毎日を過ごすうち、知らず知らずのうちに最小限の力で体を動かすクセをつけてしまったのでしょう。とりわけ、「省エネグセ」がついている人は女性に目立ち、なかには、ほとんど〝ちょこちょこ歩き〟に近いような歩き方をしている若い女性もいらっしゃいます。若いうちからそういう歩き方をしていると、いずれ歳をとってから苦労するハメになることでしょう。

ですから、将来苦労を背負い込まないようにするためにも、今のうちから歩き方を変えていくべきなのです。

電気やガソリンなどのエネルギー資源は、地球環境のためにも家計のためにも、どんどん「省エネ」を進めたほうがいいでしょう。しかし、体のエネルギーに関しては「省エネ」などしていてはいけません。使い惜しみなどせずにバンバン使っていったほうがいい。歩くたびに関節を可動域いっぱいに動かしながら、たくさんの筋肉を動かしていったほうがいいのです。

そうすれば、関節の動きもよくなるし、これから先、運動器のトラブルを背負い込まなくて済むようになるでしょう。きっと、「省エネの歩き方」を「正しい歩き方」に変えれば、それだけでみなさんに数々のすばらしい健康効果がもたらされることになるのではないでしょうか。

正しいフォームを身につけて〝全身を使って〟歩く

では、正しい歩き方をマスターしていくにはどうすればいいのか。まずは正しいフォームからご説明していきましょう。

正しい歩き姿勢を身につけるには、常に次の5点を意識していくようにすることをおすすめします。

①あごをしっかり引いて、目線を上げる
②両肩を開き、両腕を高めに上げてよく振る

③腰を反らせる
④股関節とひざ関節を伸ばして地面を蹴る
⑤7割方の体重を体の後ろ寄りにかけながら歩く

おわかりのように、この五つは、立ち方の章でご紹介した「正しい立ち方のポイント」とほとんど一緒です。正しい歩き方は、正しい立ち方のフォームのままで手足を大きく動かしていくものと考えてもいいでしょう。なので、あごの引き方や両肩の開き方、腰の反らせ方など重なる部分については88ページの正しい立ち方の項をご参照ください。

さあ、ではみなさん、まずはあごをしっかり引いて背すじを伸ばし、後頭部、肩甲骨、お尻、かかとの4点が一直線になるように立ちましょう。両肩を開いて胸を張り、下腹にグッと力を入れて腰を反らせます。目線は高めに上げて、少し遠くを見据えるようにしてください。

このまっすぐに伸びた姿勢をキープしながら足を踏み出していきます。

一歩一歩、かかとから着地して、つま先で蹴り出していってください。この際、

「踏み出した足」の幅と「蹴り足」の幅が均等になるように、少し大きめの歩幅で踏み出していくといいでしょう。両腕は高めに上げて振るようにすると、よりあごを引きやすくなります。こぶしが顔の前に来るくらい腕をよく振って、リズミカルにまっすぐ進んでいくようにしてください。

また、後ろ足で地面を蹴る際に、ふくらはぎの筋肉に力を込めるようにしましょう。このとき、股関節とひざ関節をしっかり伸ばすと、ふくらはぎにうまく力を込められるはず。「地面を蹴ること」よりも、「股関節とひざ関節をしっかり伸ばすこと」を強く意識して歩くようにしてみてください。ちなみにこれは「ヒール・レイズ」と呼ばれるテクニックで、これを行なうとスピードや推進力が高まるうえ、〝第二の心臓〟と呼ばれるふくらはぎの血流促進作用が働いて、全身の血行が大幅に促進されることになるのです。

それと大事なのは、やはり体の後ろ寄りに重心をかけること。ぜひ、体重の7割方を体の後ろ側にかけるようなつもりで歩いてみてください。体の後ろ側に荷重をかけながら歩いていると、自然に上体が反って、胸を大きく張った姿勢になってくるはず。

きっと、少しいばっているような感じの歩き方になってくることでしょう。でも、

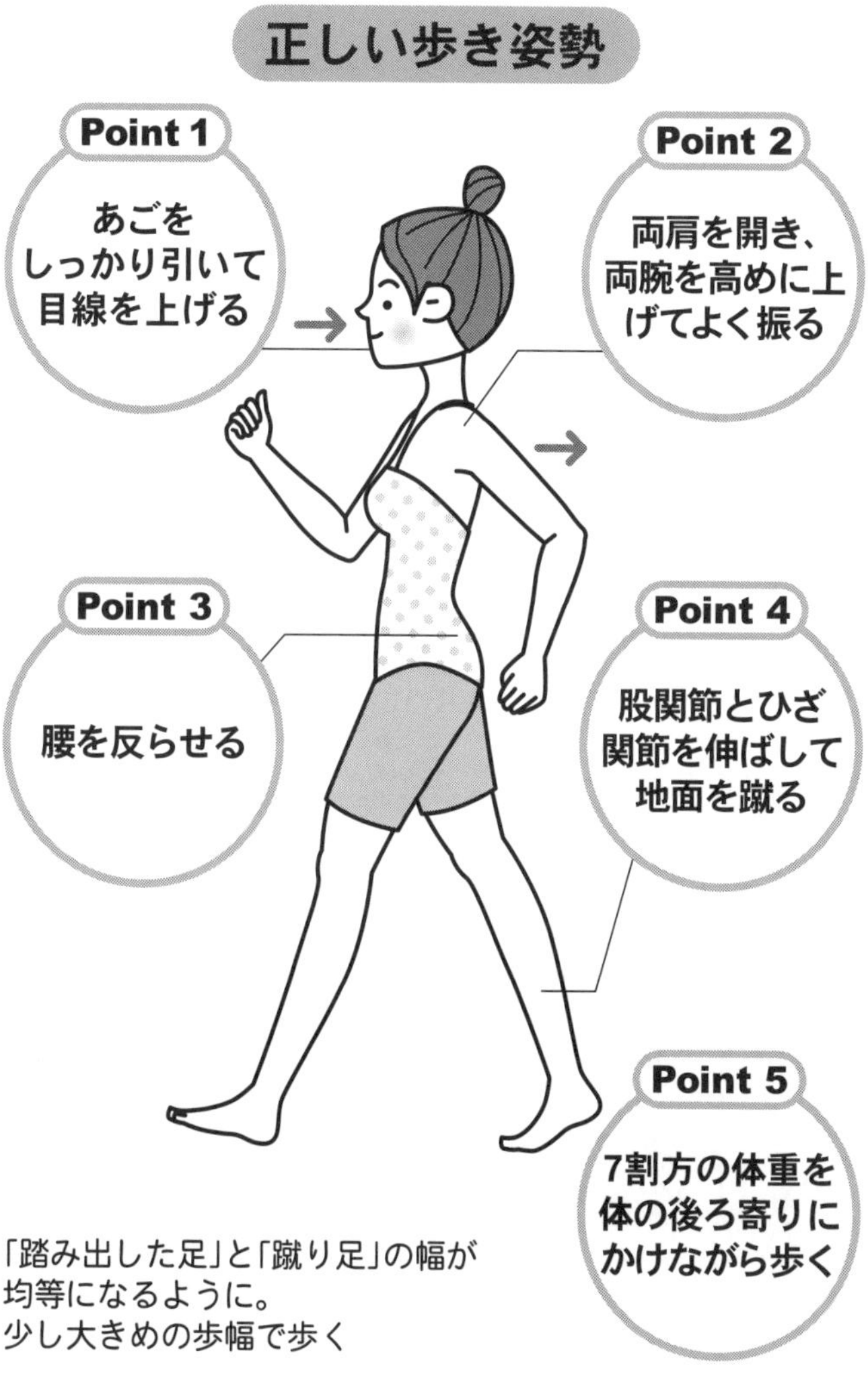
正しい歩き姿勢
Point 1
あごを
しっかり引いて
目線を上げる
Point 2
両肩を開き、
両腕を高めに上
げてよく振る
Point 3
腰を反らせる
Point 4
股関節とひざ
関節を伸ばして
地面を蹴る
Point 5
7割方の体重を
体の後ろ寄りに
かけながら歩く
「踏み出した足」と「蹴り足」の幅が
均等になるように。
少し大きめの歩幅で歩く

いばって見えるくらいがちょうどいいのです。

先にも述べたように、人間の背骨は体のいちばん後ろ側についています。この**「柱」にまっすぐ重心を載せるには、いばって見えるくらい後ろへ反り返って歩くほうがいい。**「柱」にまっすぐ重心が載っていると、軸がしっかりし、歩行中の前後左右のブレがなくなって安定します。また、1本の軸が通ったことによって重心バランスが整い、関節や筋肉を正しく動かして歩けるようになるのです。

重心を後ろに載せて歩けるようになると、腰やおなかにしっかりと力を入れられるようになってきます。慣れてくれば、「おへそから下は全部足」のような感覚で、腹筋や背筋などの体幹部の筋肉を有効に使って歩けるようになることでしょう。つまり、「省エネ歩き」が足の太ももだけしか使わないような歩き方だったのに対し、だんだん「全身を使って」歩けるようになってくるんですね。

ですからみなさん、まずは五つのポイントを守って、正しいフォームを身につけるようにしてください。**「省エネ歩き」が体の20〜30パーセントのエネルギーしか使っていないのに比べ、正しい歩き方を身につけると、体のエネルギーを100パーセント、有効に使えるようになります。**そして、全身の関節や筋肉を正しく動かすことによって、ウォーキング本来のすばらしい健康効果を引き出せるようになっていくのです。

競歩の歩き方は〝全身を使った歩き方〟の理想形

正しい歩き方について、もう少し続けましょう。

みなさん、「競歩」というスポーツがあるのをご存じですよね。そう、長い距離をいかに早く歩けるかを競う競技です。オリンピック中継などで観たことがある人も多いことでしょう。

なぜ、こんなことを言い出したかというと、正しい歩き方の究極の姿が競歩に凝縮されているからです。

だって、考えてみてください。競歩って、上から下まで全身の関節と筋肉の力を無駄なく使って〝歩くエネルギー〟を効率的に生み出している感じがしませんか？　体を反り気味にしながら、腕をよく振って、歩幅を大きくとり、腰をひねるような動きを加えつつ、腹筋・背筋を使って足を運んでいく……あの競歩のウォーク・スタイルは、全身の運動器を効率よく使っている歩き方であり、長い距離を歩くためには実に理にかなった歩き方なのです。ああいう歩き方を身につけていると、そんなに疲れることなく、楽に関節を動かしながら、長い時間歩き続けることができるんですね。

もちろん、みなさんが行なう場合は、あんなに速く歩く必要もないし、あんなに長い距離を歩く必要もありません。ただ、ウォーキング中に頭に描くイメージとしては、**自分が競歩の選手になったようなつもりで「全身を使って」体を動かしていく**といいのではないでしょうか。

では、「競歩っぽい全身を使った歩き方」をするためのポイントを二つほど挙げておくことにしましょう。

一つは、**「引きながら前に進む」ような感覚をつかむ**こと。正しい歩き方では「体を後ろに引く」ことがたいへん大事です。「あごを大きく引く」「両肩を引く（開く）」「重心を後ろへ引く（後ろに載せる）」といった基本フォームも「引く」ことがポイントになっていますし、そのほか、「腕を振るたび、なるべく後ろへ強く引く」、「おなかをグッと引いて歩く」といったことも大事な要素となります。そして、このように常に「引くこと」を意識していると、だんだん体の各部を後ろへ引きつけていていくほうが効率よく前に進めることがわかってくるもの。さっきも述べたように、後ろに重心の軸ができることにより、関節や筋肉の動きがよくなるのです。一見矛盾するようですが、前に進む力は「後ろにしっかり引く」ことによってこそ、効率的に生み出されるものなんですね。

だから、歩いているとき、常に頭の隅っこで「後ろ」を意識するようにするといいでしょう。慣れてくれば、「体を後ろに反らし、おなかをグッと引くことによって、おなかから前に進んでいく」ような感覚が得られるはずです。その「引きながら前に進む感じ」を大切にしながらフォームを固めていくといいでしょう。

「腰ひねり歩き」で仙腸関節を動かしながら歩く

それともう一つのポイントは、**腰をひねる動きを加えること。**競歩の選手はみんな、腰をさかんにひねって〝骨盤を動かしながら足を運ぶ〟ような歩き方をしていますよね。

実は、ああいうふうに**腰をひねると、骨盤の仙腸関節がさかんに動くことになる**のです。そもそも仙腸関節は歩くたびに微妙に動いていて、それによって正常可動域をキープしている傾向があります。しかも、仙腸関節周辺にはたくさんの血管が集中していて、歩くたびに関節を動かすことにより、ポンプのように血流を促す働きをしているんですね。もっとも、ただ漫然と歩いているだけでは、仙腸関節もあまり動きませんし、血流を促進する作用もあまり働きません。仙腸関節は正しい歩き方をしてこそしっかり動くもの。そして、競歩のように腰をひねる動きを加えると、よりいっそうの効果が発揮されることになるのです。

先にも述べたように、仙腸関節は全身の関節の〝要《かなめ》〟となる存在。仙腸関節がよく動いていれば、体重や衝撃を受け止めるクッション機能がよく働いて、各荷重関節がストレスフリーの状態でなめらかに働けるようになります。ですから、常日頃から腰をひねることを意識して歩いていると、全身の関節の動きがよくなって、体をよりなめらかに、スムーズに動かせるようになるわけです。

ですから、ぜひみなさんも「腰ひねり歩き」にチャレンジしてみてください。

チャレンジされる際、女性のみなさんは、**モデルさんの歩き方を意識する**のでも結構です。ファッションショーなどのモデルさんはみな、腰をひねるようにしながらき

腰ひねり歩きにチャレンジ

腕をカギ型にかまえる
腰を左右に
ひねりながら歩く
ひざの内側の
筋肉を使って歩く
綱や平均台を渡って
いるイメージで歩く

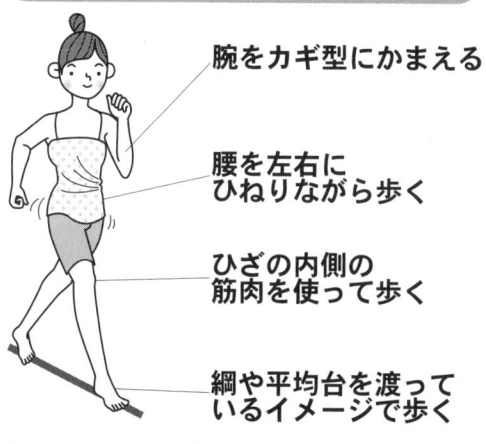

れいに歩いていますよね。あれも仙腸関節をよく動かすことのできる歩き方であり、たいへんおすすめなのです。この歩き方を身につけるには、目の前にある1本の綱に足の親指を乗せていくようなつもりで歩を進めてみるといいでしょう。つまり、「綱渡り」をするような要領で、一歩一歩、足をクロスさせて歩いていくんですね。これを普段から意識づけていれば、自然に「腰ひねり歩き」ができるようになっていくはずです。

ただ、女性の場合、いつもいつも大きく腰を振っていたら、セクシーすぎて周りからヘンな眼で見られてしまうこともあるので、普段は〝ひねる動きを意識する〟くらいにしておくほうがいいかもしれません。そして、ウォーキング中は、ひねる動きを意識して歩きつつ、時々大きくひねる動きを加えていくことをおすすめします。私がウォーキングをする際は、いつもひねる意識が薄れてくるごとに大きくひねるようにしています。男性の場合は、歩きながら時々大きなストレッチを挟むようなつもりで腰をひねる動きを加えていくといいでしょう。

なお、もうひとつつけ加えておくと、この歩き方はダイエットにたいへん効果的です。ひねる動きをするたびに腹斜筋が鍛えられるため、自然におなかが引き締まってくるのです。それに、仙腸関節の動きがよくなると、足腰周辺のインナーマッスルがよく動くようになるため、エネルギー代謝の効率が向上して、さかんに脂肪が燃やされるようになります。それによって、おなか、お尻、太ももなど、気になる部分の脂肪が自然に落ちてくるんですね。

ですから、**正しい歩き方ができている人に、おなかが出た人はいません。**競歩の選手もモデルさんもそうですが、正しい歩き方を心得ている人は、とてもきれいなスタイルをしているもの。きっと、関節も筋肉も動かすべきところをちゃんと動かして全身を使って歩いているから、メリハリのついたボディラインをキープできるのではないでしょうか。

頭のてっぺんを糸で吊るされているイメージで歩いてみる

さらに、ウォーキングの際、頭の中にプラスのイメージを抱くことも大切です。体だけでなく、頭のほうでも「いい動き」を追究していくといいんですね。

なかでもおすすめなのは、**「体がスムーズに動いている」というイメージをふくらませながら歩くこと**。たとえば、体中のすべての関節がなめらかに動いていることを頭に描きながら歩いてみてください。一つひとつの関節という〝歯車〟がみんなきっちりかみ合って、正しく体を動かしているようなイメージです。不思議なもので、こういうイメージをふくらませていると、実際にスムーズに足が出るようになってくるものなのです。ちょっとしたイメージトレーニングのようなもので、頭に浮かべているイメージに影響されて、体がひとりでに「いい歩き」を実現しようというモードにシフトしていくんですね。

また、いいフォームをキープするためには、**１本の糸で頭のてっぺんを空から吊る**

されているようなイメージで歩くことをおすすめします。それと、**背骨の椎間板の一つひとつが広がっていくようなイメージで歩く**のもいい。そういうイメージを持ちながら歩いていれば、自然に体がまっすぐに伸びてくるはず。なかには、背がちょっと高くなったように感じる人もいらっしゃることでしょう。頭の中がそういう状態にセットされれば、おのずと姿勢もキリッとして、体も調子よく動くようになるのではないでしょうか。

このように、意識してプラスイメージをふくらませることは、姿勢づくりにはけっこう大きな影響を与えているものなのです。

だって考えてみてください。落ち込んで心が沈んだ状態のときは、頭を垂れてうつむき、背中も丸まって、とぼとぼとした歩き方になりがちですよね。反対に、心が晴れて意気揚々とした状態のときは、頭をしゃんと高く上げ、背すじをピンと伸ばして勢いよく歩こうという気になってきます。心の状態と体の状態はお互いにシンクロしているものなんですね。

ですから、みなさんも「正しく歩くこと」と「いいイメージをふくらませること」をセットにして実践するようにしてみてください。そうすれば、より気持ちよく歩くことができるでしょうし、より効率的に正しい歩き方を身につけていくことができるのではないでしょうか。

5分間でいいから、正しい動きを意識して歩いてみよう

さて——

みなさん、「歩くという行為」が全身運動であるということがおわかりいただけたでしょうか。

私は、全身を使ってこそ、歩くことの本当の効果が現われると考えています。これまでご紹介してきたような「正しい歩き方のコツ」をつかんでいるか、つかんでいないかで、全身の関節や筋肉の動きはびっくりするくらい違ってくるのです。ですからみなさん、体を動かすための学習トレーニングのようなつもりで正しく歩くことに取り組んでみてください。

なお、その「歩くトレーニング」のために、ひとつご提案があります。

みなさん、**毎日5分間、5分で結構ですので、正しく歩くことに集中してみてくだ**

さい。

〝いくらなんでも、5分くらいなら、言われなくたって歩いてるよ〟という方もいらっしゃるかもしれませんが、ただ漫然と歩いていてはダメなのです。私が提案しているのは、その5分間をしっかり全身を使って歩くこと。フォームに気を配り、正しい歩き方のポイントを意識しながら、「正しく歩く」という〝作業〟に全身で集中してみるのです。

なぜ「5分間」なのかというと、人間の集中力はそんなに長く持たないから。姿勢のことをずっと強く意識し続けながら体を動かすのは、せいぜい5分程度が精一杯なのです。

だからみなさん、毎日5分間、「正しく歩くこと」に集中してみてください。

きっと、いざチャレンジしてみると、姿勢動作に意識を集中し続けるのが意外に難しいことに気づくのではないでしょうか。おそらく最初のうちは、気がついたらあごが前に出ていたり、いつの間にか後ろ足の蹴り出しが弱くなっていたりと、歩行フォームに対する意識がお留守になってしまうことがあると思います。でも、そういうときは、気づくたびに正しく直していけばそれで構いません。私もウォーキングをしているとき、しょっちゅう「腰を反る」のを忘れがちなのですが、気づくたびにグッと大きく腰を反らして直すようにしています。そうやって小まめにフォームを修正しながら続けていくほうが、かえって正しい歩行フォームが身につくのが早いのではないでしょうか。

とにかく、いちばん大切なのは毎日５分間、欠かさず継続していくことです。たとえ短い時間であっても、続けていれば、「意識を集中し続けること」にも慣れてきますし、少しずつ歩行フォームも固まってきます。日々の学習トレーニングの効果は、着実に現われてくるはずです。

たとえば、「正しく歩く」という〝作業〟にしっかり集中できるようになると、だんだん「今までの歩き方がいかに間違っていたか」がわかってくることでしょう。「あ、こうしたほうがよかったのか」「こうするほうが気持ちよく歩けるんだ」といったことが、だんだん腑に落ちるようになってくるんですね。また、少し体が慣れてくると、**「正しい歩き方をすると、いかに体が楽に動くか」ということがわかってくる**はずです。さらに、こりや痛みにお悩みの方であれば、「正しく関節を動かしていると、いかに痛みに悩まされずに済むか」ということを大いに実感することになるのではないでしょうか。

このように、正しく歩くことの〝効果〟が少しずつ実感できるようになってくればしめたもの。正しく歩くことにある程度慣れてきたら、次は「気持ちよく歩いて汗をかくこと」を目指すようにするといいでしょう。

先にも少し触れましたが、正しい歩き方をしていると、たった5分歩いただけでも汗びっしょりになるものなのです。汗が吹き出してくるのは、血流や代謝がアップして、しっかりエネルギーが使われている証拠。そしてそれは、ウォーキングの際に全身が使われ、たくさんの関節や筋肉が動かされてエネルギーが生み出されている証拠でもあります。

ですからみなさん、汗びっしょりになるくらいを目指して、毎日5分間、歩くことに意識を集中してみましょう。どんなに忙しい人でも、5分間であれば、充分に時間をつくれるはず。日々5分間の学習トレーニングを続けていけば、より効率的全身を使った正しい歩き方をマスターできることでしょう。

「1日1万歩」なんて必要ない。むしろ「5分」を積み重ねよう

なお、正しい歩き方のすばらしさがわかってくると、きっと「5分間」では物足りなくなってくる方も出てくることでしょう。

そういう方は、毎日の「5分間」を2倍、3倍にしていき、「10分」「15分」「20分」「30分」と積み重ねていけばいいと思います。

つまり、**「チリも積もれば山となる」のつもりで、「5分」を積み重ねていくといい**のです。

歩くときは、まとまった時間があるのなら続けて歩いてもいいし、1日の中の「すき間時間」を見つけて回数を重ねて歩くのでも構いません。自分の毎日の生活スタイルにうまく組み込んで「5分」を積み重ねていくことをおすすめします。慣れてくると、歩くことが楽しくなってくるものなので、トータルすると1時間近く歩くような方も出てくることでしょう。ただ、無理してたくさん歩こうとする必要はありません。

「1日1万歩」とか「1日1時間」といったように、たくさん歩く必要はまったくな

い。内科の先生には「1日1万歩」を勧めている人もいますが、整形外科の先生には「1万歩なんて歩いたら、足腰の関節が痛くなる」と言っている人もいます。私はどちらかというと後者に賛成であり、**歩く歩数は1日3000歩～5000歩くらいでも十分**だと思っています。

それに、先にも述べたように、大切なのはあくまで「たくさん歩くこと」ではなく、「正しく歩くこと」です。長い時間だらだらとした崩れたフォームで歩くよりも、短い時間でいいから正しい歩行フォームで歩くほうがずっといい。少なくとも、関節や体の動きはそのほうがずっとよくなるはずです。

ですから、みなさんも距離や時間に関してはあまりハードルを上げず、たくさん歩きたいという熱意をフォームに注ぐようなつもりで全身を使った歩き方に集中していくといいでしょう。

とにかく、いちばん大事なのは、**「全身を使った正しい歩き方」をこれから先、何年何十年とずっと続けていくこと。**その「いちばん大事なもの」を見失わないようにしながら、日々歩くことに神経を注いでいくようにしてください。

動画撮影をして自分の歩き方をチェックしてみよう

それと、正しい歩き方のフォームを会得するために役立つノウハウを三つほど紹介しておくことにしましょう。

正しい歩き方をトレーニングしていく過程では、これまで自己流に歩いてきたクセが邪魔になって苦労するような場合もありますし、「果たしてこの歩き方でいいのかな」と迷うような場合もあります。そういうときは、次のノウハウを参考にして自分の歩き方をチェックしていくといいでしょう。

①「スロー・ウォーク」をしてみる

正しいフォームで歩けているかどうかを確認する際は「スロー・ウォーク」をしてみるといいでしょう。すなわち、正しい歩き方を強く意識しながら、スローモーションのようにゆっくりと歩いてみるのです。

ちょっとやってみましょうか。

では、ゆっくり足を上げて、かかとからしっかり着地して、足の親指に力を込めながら体を前に押し出して、股関節とひざ関節を伸ばしながら、ゆっくりと力強く地面を蹴る……。いかがでしょう。こういうふうに、一挙手一投足を確認しながらゆっくり体を動かしてみると、動作のタイミングや関節の動かし方のポイントがよりのみ込みやすくなるのではありませんか?

この「スロー・ウォーク」は、自分の歩行フォームをチェックしたいときはもちろんですが、いつものウォーキングを始める際に軽いウォーミングアップとして行なうのもおすすめです。ぜひ、毎日5分のトレーニングと併せて行なうようにしてみてください。

②「後ろ歩き」をしてみる

「スロー・ウォーク」と一緒に「後ろ歩き」をするのもおすすめです。「後ろ歩き」を行なうと、足腰の関節を動かすポイントや後ろ寄りに重心をかけるラインがたいへんつかみやすくなるんですね。ですから、これを歩く前のウォーミングアップにしてもOK。ほんの5~10秒ほどで構わないので、ビデオを巻き戻しするようなつもりで体をいつもと逆に動かしてみてください。ただし、何かにつまずいて転んだりしないよう、後方によく注意してからバックするようにしましょう。

③自分の歩き方を動画撮影してチェックしてみる

自分が正しく歩けているのかどうかは、当の本人はいまひとつわからないことが多いもの。でも、客観的な視点でチェックすると、どこがよくてどこがダメなのかが、手に取るようにわかるものです。

そこでおすすめなのが、携帯のカメラやデジカメなどで自分の歩いている姿を誰かに動画撮影してもらい、後で再生しながらチェックする方法です。きっと、画面をコマ送りにしながら再生していくと、自分の歩き方のクセや修正すべきポイントなどがいろいろと見えてくることでしょう。

ちなみに、私も日頃、患者さんに姿勢の大切さを説明する際、患者さんに歩いてもらい、その姿を動画撮影してその場で再生して見てもらうようにしています。そうすると、たいていのみなさんは、自分の歩く姿勢の悪さにびっくりされますね。人が「頭の中で思っている自分の姿勢」と「画像で客観的に見る自分の姿勢」とでは、それくらい大きなギャップがあるものなのです。そして、そういう患者さんはたいへん熱心に姿勢の改善に取り組んでくれるもの。ですから、自分の姿勢を動画で見ながら修正点を直していくと、関節の動かし方ののみ込みも早く、正しいフォームが身につくのも早くなるんですね。

それに、この動画撮影チェックを定期的に行なうようにすれば、以前の歩き方と今の歩き方を比べられることになります。きっと、「自分の歩き方がいかに進歩したか」「自分のフォームがいかにきれいになったか」が一目瞭然にわかるのではないでしょうか。そういう機会があると、ウォーキングのモチベーションも高まります。ぜひみなさん、定期的にトライして、より効率的に正しい歩行フォームを身につけていくようにしてください。

「ランニング」や「水中ウォーク」はやめておこう

また、歩く際の注意点もいくつか挙げておきましょう。

いずれも些細なことですが、間違った歩き方をして足腰を痛めるようなケースもあるので、どんな点に気をつけておくべきなのか、しっかり頭に入れておくようにしましょう。

【靴はクッション性の高いものを選ぶ】

歩くときのシューズは、足全体をホールドしているものでクッション性の高いものを選んでください。ウォーキングシューズやスニーカー、また、歩きやすいようクッション性を重視してつくられたビジネスシューズもいいと思います。やたらに硬い靴や平べったい靴は避けましょう。ソールが薄くてクッション性の低い靴を履いて歩いていると、地面に着地する際の衝撃がダイレクトに椎間板《ついかんばん》にかかってきて腰などの関節を痛めることもあります。ちょっとしたクッション性の違いでも、椎間板にはけっこう大きく響いてくるものなのです。

ハイヒールは短い時間履くのなら構いませんが、その際は重心を十分に後ろにかけて、腰を反って歩くこと。また、かかとが10センチ以上あるようなハイヒールは、バランスを崩しやすく、足腰を痛めやすくなるので避けておくほうがいいでしょう。

【靴底の減り方に気をつける】

いつも履いている靴は、定期的に靴底をチェックして、その減り方に気をつけるようにしてください。たいていの場合、靴の外側が先に減るのですが、あまりにすり減り方がひどいと、歩行フォームに微妙な影響が出てくることもあります。ある程度減ってきたら、新調するようにしましょう。

【コース選びはなるべくまっすぐの道を】

歩くコースを選ぶときは、雑踏や障害物が少なく、車の通行量が少ない道を選ぶことをおすすめします。信号も少ないに越したことはありません。また、くねくねと街角を頻繁に曲がるようなコースよりも、なるべく一本道をまっすぐ歩けるようなコースのほうがいい。私のおすすめは、大きな川の土手沿いにまっすぐ一本道が延びていくようなコース。車もないし、そういうまっすぐのコースだと、フォームを崩さずに姿勢に集中して歩くことができるんですね。

また、公園や競技場などのトラックをぐるぐる回るのもいいですが、景色が変わらないとけっこう単調に感じてしまうもの。やはり、四季折々の変化に目や耳を傾けられるような変化に富んだコースを開拓していくことをおすすめします。

【上り坂、下り坂はなるべく避ける】

正しいフォームで歩くことを第一に考えるならば、なるべく平坦なコースを選んで姿勢に集中して歩くことをおすすめします。それに、上り坂や下り坂が多いと、関節や筋肉にかかる負担も増えるもの。通常、上り坂では足腰の筋肉にかかる負担が大きくなるのですが、下り坂では腰椎などの椎間板にかかる負担が大きくなります。ですから、とくに腰やひざなどの関節に不安がある方は、下り坂はコースから外しておいたほうがいいでしょう。

【水中ウォーキングはNG】

関節の負担軽減のために水中ウォーキングをやっているという方はいらっしゃいませんか？　しかし、私は水中ウォーキングは、かえって関節のためによくないと考えているのです。

なぜなら、水中での運動は体をてきめんに冷やしてしまうからです。それによって肩や腰の状態が悪化してしまうことが多いんですね。もちろん、水中ウォーキングと同様、水泳もおすすめできません。

それと、私が水中ウォーキングに反対するもうひとつの理由は、水中だと浮力が邪魔になって正しい歩行フォームをとることができないからです。しかも、水面の波に逆らって前に進もうとするため、上半身を前に倒した姿勢をとりがちになります。これによって「後ろに重心をかけた（地上での）正しい歩行フォーム」を崩してしまうことが多いのです。ぜひみなさん、よく覚えておくようにしてください。

【体調が悪いときは無理をしない】

毎日歩くのが基本ではありますが、体調がすぐれない日はそんなに無理して歩こうとしないほうがいいでしょう。また、悪天候の日や酷寒・酷暑の日なども、無理せず休むほうがいい。どうしても歩きたいときは、ジムなどのウォーキングマシン（トレッドミル）を利用することをおすすめします。

なお、関節に痛みなどのトラブルを抱えている方は、ちょっと歩いてみてから歩く時間や距離を決めるといいでしょう。その日の関節や体の調子がいいか悪いかは、だいたい数分も歩けばわかるもの。歩くうちに〝今日は体のキレがよくないな〟とか〝今日はだいぶ腰にハリがあるな〟といった調子がわかるはずです。そして、決して無理をせず、歩いてみて調子がいいときは少し長めに歩き、調子が悪ければ早めに切り上げておくというスタンスで続けていくといいのではないでしょうか。

【走るのは関節を痛めやすい】

私は「歩く」ことはさかんに推奨していますが、「走る」ことについてはあまりおすすめしていません。走る動作は、上下運動が激しく、タテの衝撃がくり返し体にかかることになるため、関節にかかる負担がたいへん大きいのです。最近はジョギングやマラソンがブームのようですが、歩き方と同様に正しい走り方を心得ている人はほんの少数です。毎日のように走っているために、椎間板やひざ関節を痛めてしまう愛好者や初心者の方も増えています。

私は、運動やスポーツに関しては、ちゃんと歩いてさえいれば、他は行なう必要はないと考えています。毎日正しく歩いていればそれで十分です。もちろん、だからといって「スポーツをするな」というわけではないのですが、スポーツに取り組む際は、関節を痛めないよう、念入りなストレッチやケアを行ないつつ取り組むようにしてください。

自分を正しい歩き方の「型」にはめてみよう

私は、**人の歩き方には、関節の状態がすべて現われる**と思っています。

たとえば、腰の右側にヘルニアがある人は、無意識に右をかばう歩き方をしているものですし、ひざに不安がある人はひざに体重を乗せないような歩き方をしているものです。そういうふうに、その人の歩き方を見れば、その人の関節がどういう状態になっているのかがだいたい想像がつくわけです。たぶんみなさんは見てもわからないと思いますが、体の痛みをとる仕事を長い間していると、歩き方をひと目見ただけで〝ははあ、この人はあの関節の具合があまりよくないんだな〟ということがピンとくるんですね。

人の歩き方には、一人ひとり個性やクセがあるもの。これまでどんな仕事をしてきたのか、かつてどの関節を痛めた経験があるのか、普段どういう姿勢をとっていることが多いのか――そういう、その人の長年にわたる活動での関節の動かし方のクセや荷重バランスのかけ方のクセが、積もり積もってすべてその人の歩き方に現われることになるのです。

しかし、「正しい歩き方」はひとつ。**人間の骨格構造には、〝こういうふうに動かしていけば、いちばん効率よく歩ける〟というお決まりの「型」があります。**その「型」こそが正しい歩き方。しかも、その型通りに正しく歩くようにしていけば、関節を痛めることもなく、より長くよりスムーズに体を動かしていけるようにできているのです。

ひょっとしてみなさんは、こういう「正しい型」を学ばないまま、自己流のクセをつけたまま自己流の歩き方をしてきてしまってはいないでしょうか。そしてそのために、体のあちこちの関節に痛みやこりなどを訴えるような状況に陥ってはいないでしょうか。

でも、みなさん、それなら一度、「正しい型」に自分をはめ込んでみませんか？

先にも述べたように、正しい歩き方をマスターすれば、これまでとは段違いに楽に体を動かせるようになります。関節への負担も大きく減って、これまで悩まされてきた痛みなどのトラブルも解消へ向かうようになります。

ですからみなさん、これまでの自己流の歩き方を見直して、全身を使った正しい歩き方を学んで、〝**型通りにやったほうが、関節をスムーズに動かせる**〟ということをつかみ取ってください。おそらく、かなり多くのみなさんが〝「正しい型」にのっとって歩けば、こんなにも楽になるんだ〟ということに驚かれるのではないでしょうか。きっと、「正しい型」のすばらしさに気づいた人とそうでない人とでは、ゆくゆく大きな差がつくことになるでしょう。ぜひみなさん、「正しい型」を大事にしながら、これからの人生を、末永く、スムーズに歩いていくようにしましょう。

＊

この章も「痛い時の歩き方のコツ」で締めることにしましょう。腰や肩が痛いときにどういう歩き方をするといいのか、痛みを予防する歩き方や痛みを軽減する歩き方はあるのか。こういうことも自己流でやるよりも、正しい方法を学んだほうがいいに決まっています。以下を参考にして痛いときや困ったときに役立てていくようにしてください。

【肩がつらいときの歩き方】

肩こりや肩痛がひどい人の肩は、例外なく体の前寄りに出ています。右肩のこりがつらいときは右肩が前に出ているものなんですね。

ですからウォーキングをする際は、こりや痛みがひどいほうの側の腕を後ろへグイッと引きながら歩くといいでしょう。それだけで肩の位置が後ろへシフトされやすくなります。

62ページで紹介した「胸張りエクササイズ」を歩きながら行なうのもおすすめです。次のページのイラストのように後ろで組んだ両手を引き上げながら歩けば、肩関節を後ろへ引き戻すことになります。また、このエクササイズは、胸を張って腰を反るため、正しい歩行フォームづくりの意識づけにもなります。数分に一度、歩きながらこのエクササイズを挟むようにするといいでしょう。

【腰痛持ちの人の歩き方】

たとえば、腰の右側にヘルニアがある人は、体の右側が前に突っ込むクセがあるもの。同様に、左側にヘルニアがある人は体の左側が突っ込むクセがあります。そうい

肩がつらいときの歩き方

左肩がこっているとき

左肩を強く後ろへ
引きながら歩く

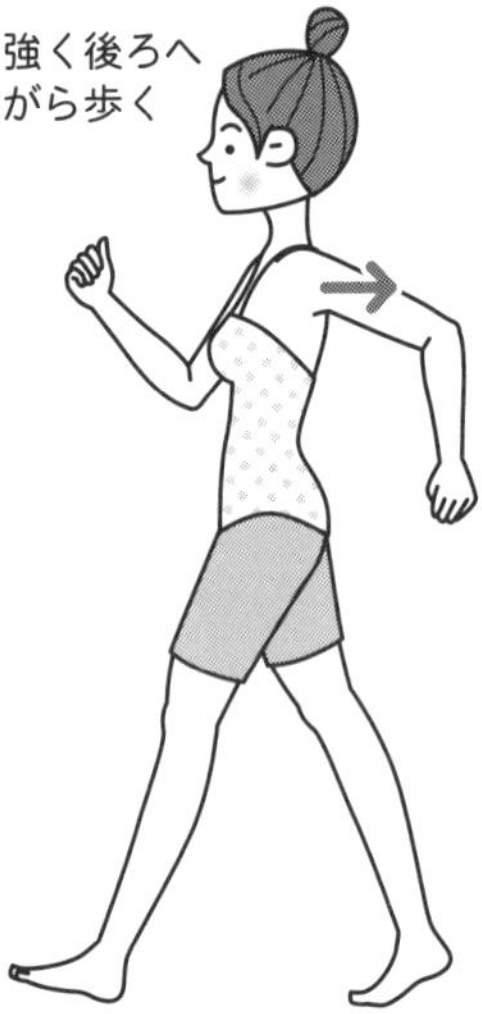

右肩がこっているとき

右肩を強く後ろへ
引きながら歩く

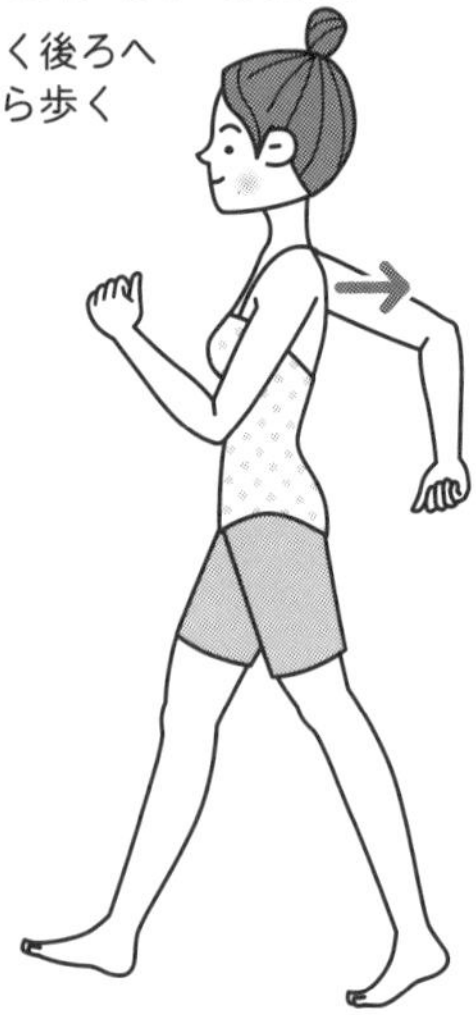

胸張り歩き

胸張りエクササイズを
しながら歩くのもおすすめ

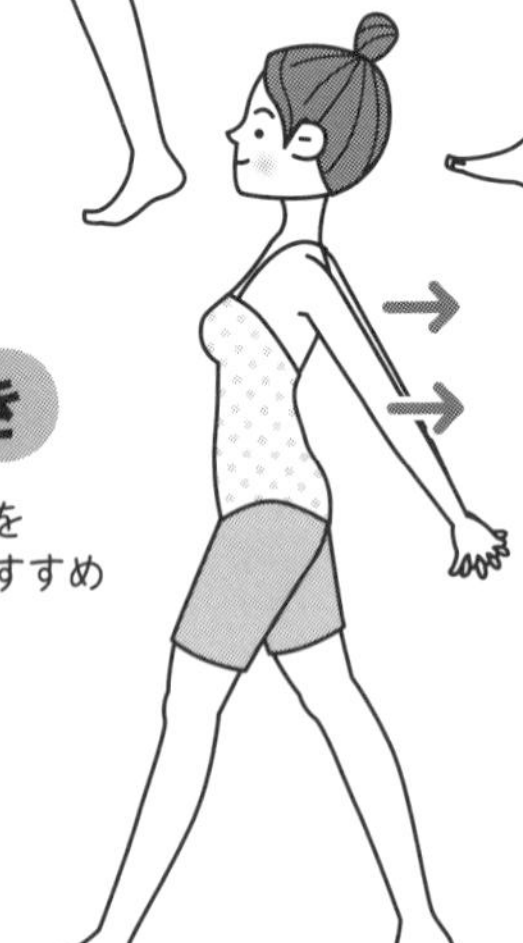

うふうに腰痛や坐骨《ざこつ》神経痛がある人は、歩く際に無意識のうちにつらいほうの側を前に出して歩いているものなんですね、

ですから、ウォーキングをする際、意識的に痛いほうの側を後ろへ引くようにするといいのです。腰の右側が痛い人であれば、右の腕を後ろへ強めに引きながら歩くようにしてみてください。常時、右を後ろへ強めに引くことを意識しつつ、何分かに一度、右上半身を深くひねるようにグイッと大きく引くようにしていくといいでしょう。同様に、左側が痛い人は左を後ろに引くようにしてください。

なお、１６５ページで「腰ひねり歩き」をご紹介しましたが、痛む側をグイッと後ろへ大きく引く際に腰をひねる動きを意識すると、より深く体を引くことができます。そうすると骨盤の仙腸関節の動きもよくなるので、痛みを軽減するだけでなく、腰痛の予防にもつながるはずです。

いずれにしても、腰痛持ちの方は、いつも自分の痛みがどちら側に出るかわかっているはず。「痛むほうの側を後ろへ引く」をキーワードとして、普段から歩き方に気をつけていくようにするといいでしょう。

腰痛持ちの人の歩き方

腰の左側が痛いとき

左肩を強めに
引きながら歩く

腰の右側が痛いとき

右肩を強めに
引きながら歩く

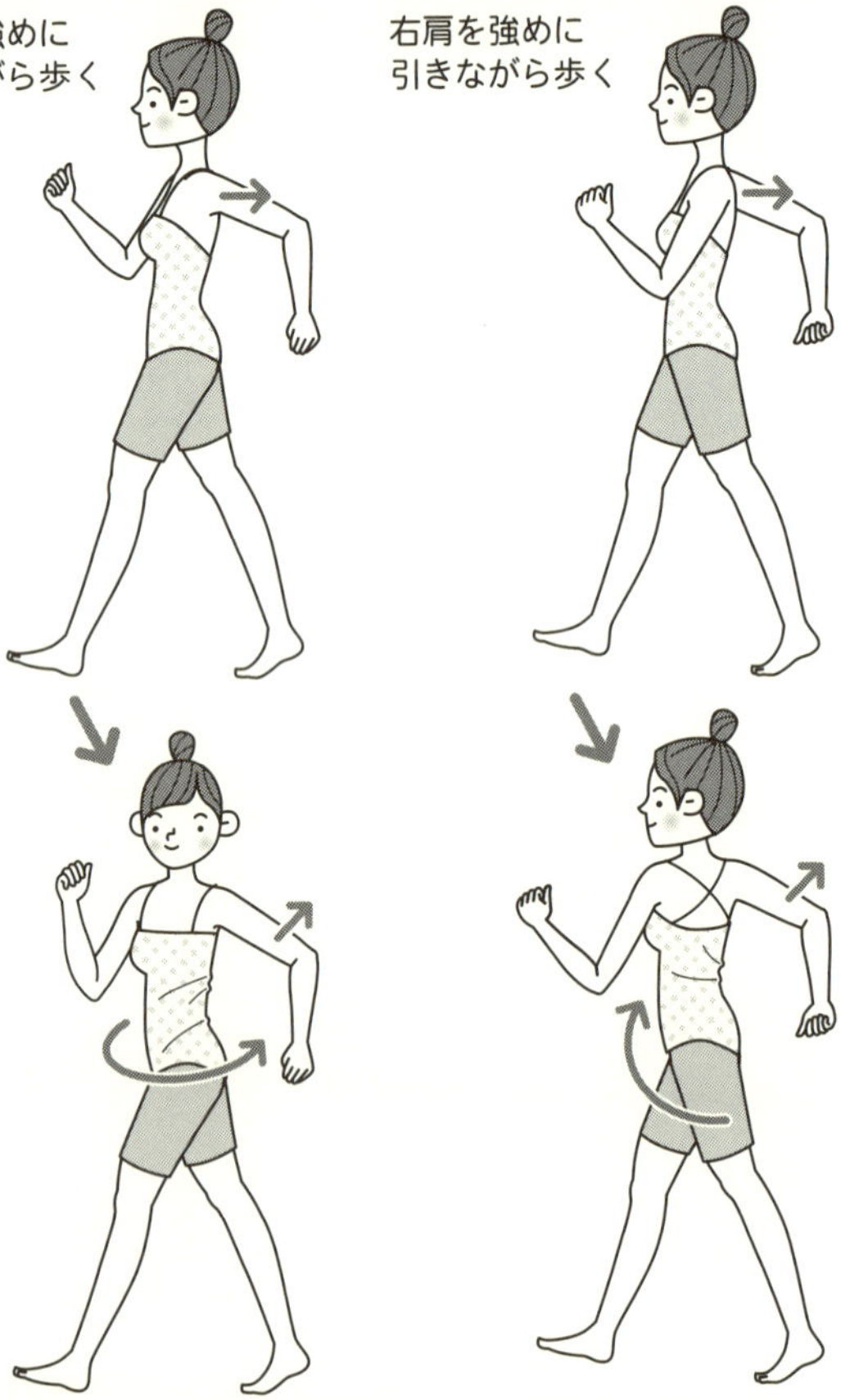

ときどき腰の左を大きくひねる

ときどき腰の右を大きくひねる

【ぎっくり腰の後の歩き方】

腰が痛いとき、いちばんやってはいけないのは、前かがみで腰をかばうようにしながら、体を折り曲げるような感じの歩き方です。

よくぎっくり腰などの後、そんな姿勢で歩いている人を見かけますよね。でも、あのように体を折り曲げて歩いていると、かえって腰椎の状態を悪化させてしまうことが多いのです。

そういうときは、逆に腰を反らして体をまっすぐにキープしたほうがいい。最初、反るときはかなり痛いかもしれませんが、体をまっすぐにしていてもあまり痛くないポイントは必ずあるはずです。ですから、「あ、このバランスならそんなに痛くない」というポジションを見つけて、できるだけ正しい姿勢で歩くようにしてください。そのほうが治りもずっと早くなるでしょう。

なお、ぎっくり腰になってしまった際は、2、3日は安静が必要ですが、その後はなるべく通常の生活に復帰して出歩くようにしてください。ウォーキングをするのは1週間後くらいを目安にするといいと思います。

そして、その際は、多少痛くとも、コルセットをしてでも歩いたほうがいい。攻め

ぎっくり腰の後の歩き方

NG

腰をかばいながら体を
折り曲げて歩く

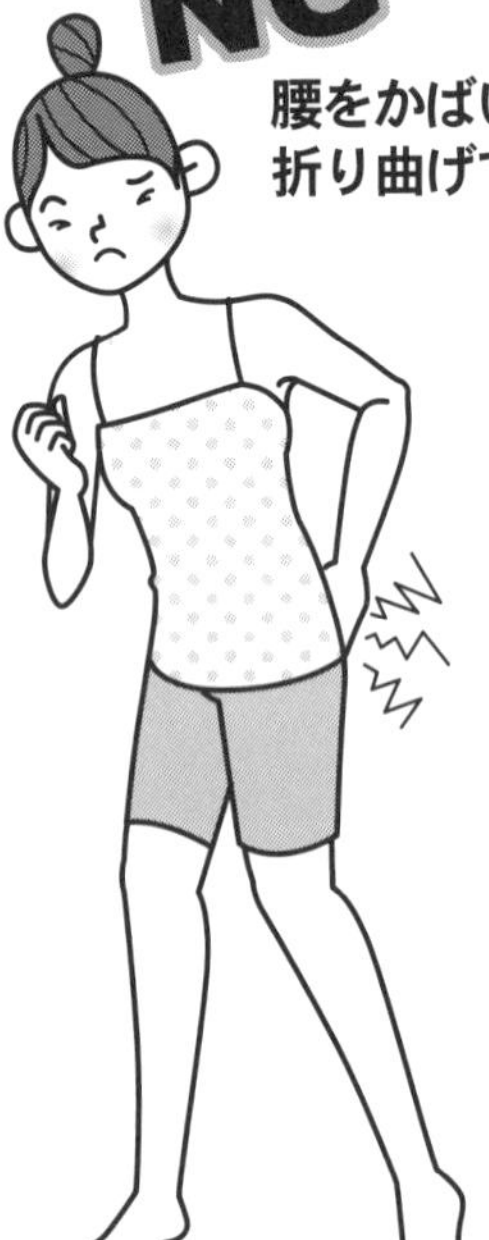

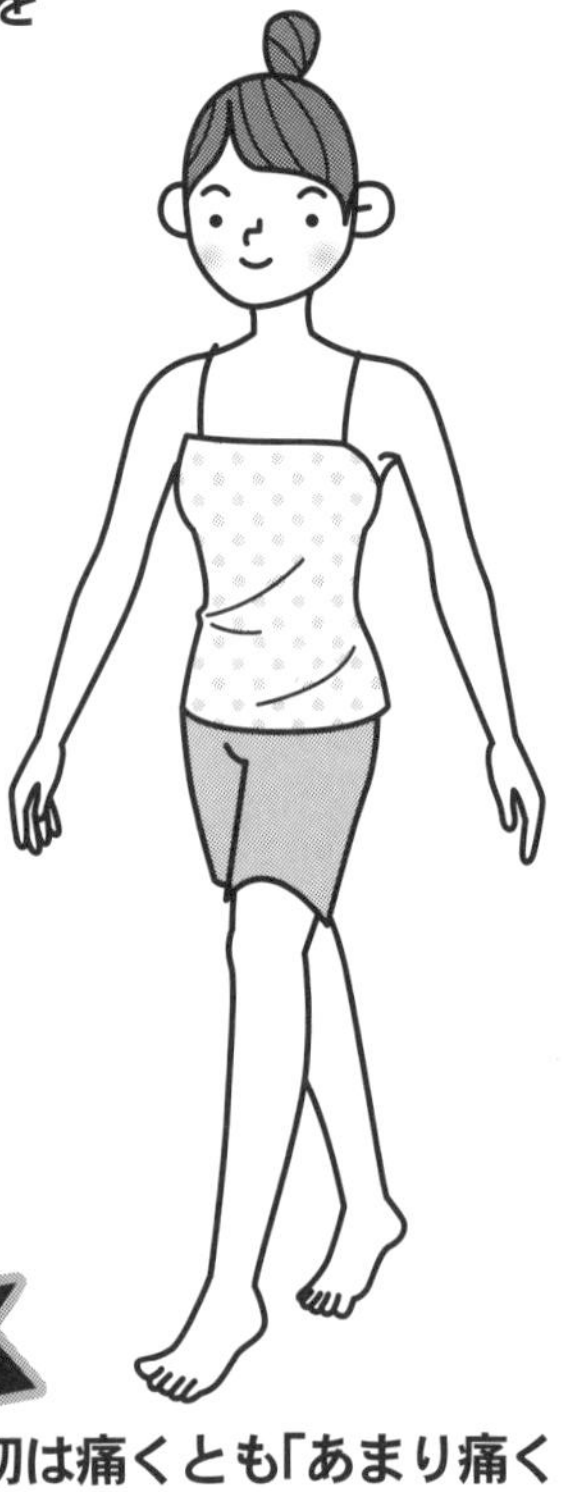

OK

最初は痛くとも「あまり痛く
ないポジション」を探して体
をまっすぐにして歩く

の気持ちで歩いたほうが回復は早まります。ぜひ、「腰痛は歩いて治す」というくらいのつもりで、積極的に歩くようにするといいでしょう。

第5章

関節が喜ぶちょっとした生活習慣

――寝方、荷物の持ち方、入浴の仕方など

「寝返り」はおすすめ、でも「腕枕」はNG

寝る、荷物を持つ、かがむ、お風呂に入る――いつも何気なく行なっている生活の動作も、実は「正しい姿勢」で行なうことが大事です。

みなさんは「寝る姿勢」や「荷物を持つ姿勢」「お風呂に入るときの姿勢」なんて、気にされたこともないかもしれません。でも、こういう毎日の生活のひとコマにおいても、姿勢を気遣っているかどうかで、関節の痛みやすさがけっこう大きく違ってくるものなのです。

これまでご紹介してきた「立ち方」「座り方」「歩き方」と同じように、毎日やっている生活の動作も、ちょっと姿勢のことを意識しているだけで〝へえ、こんなに違うものなんだ〟というように変わってくるはず。この章では、体の関節をスムーズに回していくための〝生活動作の姿勢のちょっとしたコツ〟をご紹介していくことにしましょう。

＊

では、最初は「寝る姿勢」からです。

人間は一生の3分の1を寝て過ごしています。ですから、この3分の1の睡眠の時間をどういう姿勢でどのように過ごしているかは、関節や体の動きにも大きく影響するのです。

たとえば——

みなさんはたくさん寝返りをうつほうですか？　それとも、寝相がよく、あまり寝返りをうたないほうですか？　さて、関節の健康にとってはどっちのほうがいいと思いますか？

正解を言うと、じつは寝返りをうつほうがいいのです。

とくに、椎間板ヘルニアや椎間板症などの**「前かがみになると腰が痛くなるタイプ」の人は、少し硬めの敷き布団にしてたくさん寝返りをうつべき**です。※なぜかというと、睡眠中、寝返りを頻繁にうつことによって、自然に整体を受けているような効

※　ただし、脊柱管狭窄症など、「体を後ろに反ると痛む腰痛」の場合はやわらかめの布団がおすすめ。

果が得られるから。ごろごろ転がることで、体の筋肉のバランスや背骨の椎間板のバランスがよくなるんですね。それに寝返りをうつほうが、腰などの血管が一方向に圧迫されるのを防ぐことにもつながります。

ですから、腰に不安を抱えている人は、寝相などあまり気にせず、どんどん寝返りをうてるように寝る環境をゆったりと整えることをおすすめします。また、体が沈むようなやわらかい敷きぶとんや重いかけぶとんを使っていると寝返りをうちづらくなるので、寝具も「寝返りをうちやすいもの」を選ぶようにしていくといいでしょう。

それと、みなさんは愛する恋人やパートナーの方と一緒の布団で休まれているでしょうか。ひょっとして、二人体を寄せ合って、腕枕をしたまま眠ってしまうなんてことはありませんか？

でも、この「腕枕」がけっこう曲者《くせもの》なのです。

なぜなら、長時間パートナーの頭を支えていると、腕や肩がしびれてきてしまうから。ちょっとした麻痺症状が現われることもあるため、この**腕枕によるしびれ症状は「ハネムーン麻痺」「サタデーナイト麻痺」などと呼ばれているのです**。新婚旅行の夫婦や休日前の恋人たちは一晩中腕枕をして眠るようなことも多いでしょうから、麻痺やしびれが出やすいというわけですね。

また、人の頭はけっこう重く、腕枕をしていると肩関節にもよくない影響が現われることがあります。それに、腕枕をしている間は寝返りをうてなくなるわけですから、腰などの関節のためにも、やはりあまりおすすめできない寝方だということになりますね。

まあ、恋人やパートナーとの愛の問題は置いておくとして、関節のためを考えるならば、別々の布団に寝て、隣の相手に気兼ねすることなく、思いきり寝返りをうったほうがいいのかもしれません。

試しに1週間、「枕なし」で寝てみよう

なお、私は仰向けの姿勢を基本に、枕をしないで寝ることをおすすめしています。どうして「枕なし」のほうがいいのか。

それは、そのほうが人間の骨格として、自然な姿勢をキープできるからです。だって、枕をして仰向けに寝ると、（横から見たときに）頭だけが体の前に突き出たよう

な格好で眠りにつくことになりますよね。頚椎は体の「柱（背骨）」の上部であるわけですが、枕をしていると、「柱」の上のほうが曲がった姿勢を一晩中続けることになるわけです。それよりも、枕なしで「柱」をまっすぐにして眠りについたほうが、骨格構造的に自然な姿勢で眠れると思いませんか？

それに、高い枕をして寝ていると、首や肩の筋肉が引っ張られる格好になり、緊張しっぱなしのような状態になります。一晩中そんな緊張が続いたら、首や肩の筋肉がコチコチにこってしまうことでしょう。実際、私の患者さんには、**「枕なしで寝るようにしただけで、首や肩のこりやハリがとても楽になった」**という方がたくさんいらっしゃいます。

ですから、みなさんもぜひ一度、枕を外して寝てみてください。

最初はちょっと違和感があると思います。でも、1週間も続けていれば、徐々に慣れてくるはずです。そして、遠からず、枕なしのほうが翌朝の首や肩の調子がずっといいということに気づくでしょう。

もっとも、仰向けで寝ているときは枕なしでいいのですが、横向きに寝た場合、枕がないと頭が傾いて肩幅の分だけ首が曲がることになります。ですから、横向きにな

おすすめの枕の使い方

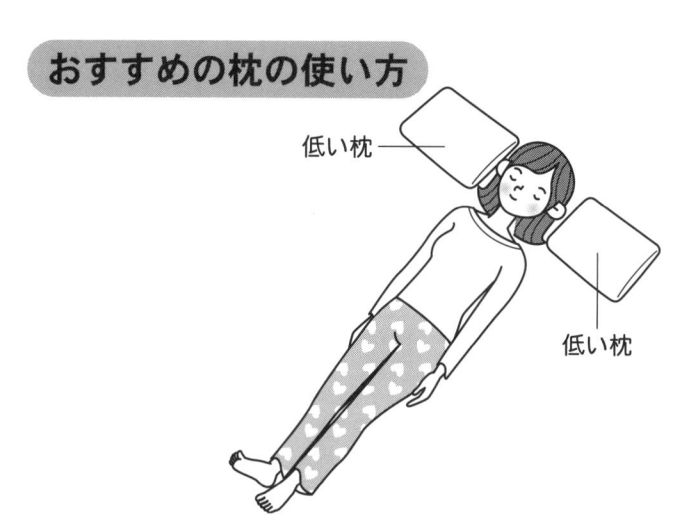

ったときは肩幅程度の厚みの低い枕があるほうが頸椎に負担をかけなくて済むということになります。

このため私は、上ページのイラストのように、頭の両脇に低い枕を置いて眠ることをおすすめしています。このスタイルであれば、仰向けになったときは「枕なし」、左右に横向きになったときは「低い枕あり」ということになって、首に負担をかけることなく快適に眠ることができるのです。**朝起きたときの首や肩のスッキリ感が違ってきます**ので、みなさんチャレンジしてみてください。

＊

なお、「枕なし」がいいとは言っても、

なかには「枕がないと不安な感じがして眠れない」という方もいらっしゃるのではないでしょうか。とくにこの傾向が強いのが、ストレートネック気味の方々です。ストレートネックがあると、頭が体の前方に出てしまっているために、仰向けになったときに頭が浮いた感じになります。なかには、仰向けで枕をはずしたときに、頭の後ろが床にくっつかない人もいます。だから、頭の支えがないようで不安になってしまうわけですね。

でも、そんなストレートネックの方々のために「とっておきの枕のはずし方」があるのです。

まず薄い枕を用意し、その上にタオルを何十枚も重ねて、いつも寝ている枕と同じくらいの高さにしてください。いつもの高さなら、違和感なく寝られるはずですよね。そして、その後、1日1枚タオルを抜いて、毎日少しずつ低くしていくのです。つまり、**毎日タオル1枚分低くしながら、低い枕に慣れていき、最終的に枕なしの状態でも寝られるようにしていく**わけです。

これを行なうと、仰向けになったときに床に頭の後ろがつかなかったようなストレートネックの人も、1~2か月くらいで頭がつくようになるはず。そして、枕なしでも不安になることなく、ぐっすり眠れるようになるはずです。このメソッドは、言わば、**睡眠中の自分の頭の重みを利用したストレートネックの矯正法**のようなもの。日中は「あご押しエクササイズ」（59ページ）を頻繁に行なって、夜はこの「枕を低くしていくメソッド」を行なうようにすれば、かなり効率的にストレートネックを解消させることができると思います。首や肩のトラブルにお悩みのストレートネックの方は、ぜひともトライするようにしてみてください。

「睡眠」「自律神経」「関節の痛み」の深いつながり

ところで、みなさんはあまりよく眠れていないようなとき、腰や肩などの関節の痛みを強く感じることはありませんか？

こうした原因のひとつは、自律神経の交感神経が緊張しているせいだと考えられます。

そもそも自律神経には「緊張モード」の交感神経と「リラックスモード」の副交感神経があり、日中の活動時は交感神経が優位になり、睡眠時は交感神経が下がって副交感神経が優位になるシステムになっています。ところが、ストレスがたまっていたり遅くまで仕事をしていたりして、夜になっても交感神経の緊張が解けないと、いつまでも寝つけなかったり、よく眠れなかったりといったことが起きるようになります。「緊張モード」がなかなか「リラックスモード」に切り替わらなくなってしまうわけですね。

さらに、交感神経が緊張していると、痛みに対してより敏感になるため、関節などの痛みをより強く感じてしまうことになるのです。だから、**不眠や寝不足が続いて神経がピリピリしていると、腰や肩などの痛みがよりひどく感じられることが多い**んですね。

このように、「睡眠」「自律神経」「関節の痛み」は、深いつながりがあるものなのです。

そして、だからこそ、夜はちゃんと心身をリラックスさせて、日頃からぐっすり眠るリズムをつくっていくことが大事になります。

ここではくわしい説明はしませんが、夜ぐっすりと眠るには、日中によく活動して体をほどよく疲れさせたり、寝る前にぬるめのお風呂に入って心身を落ち着かせたりといった工夫をしていくといいでしょう。日々快眠できるリズムを身につければ、自律神経もリズミカルに働いて、関節にもいい影響がもたらされるようになっていくはずです。

とにかく、人間が活動できるのは十分な睡眠あってこそ。睡眠が足りていないと関節や筋肉などの運動器の動きも落ちてしまうものです。ぜひみなさん、毎日の睡眠をおろそかにせず、心と体をしっかり休ませる習慣をつけていきましょう。

30キロ以上のものは持たないようにする

では、次に「荷物の持ち方」に移りましょう。

みなさんは腰痛発覚のシチュエーションとして、どういうシーンを頭に思い浮かべるでしょう。

きっと、いちばん多いのは「植木鉢などの重いものを持ち上げようとした拍子にグキッ！」というパターンではないでしょうか。マンガやアニメなどでもそんなシーンがコミカルに描かれることが多いですよね。

でも、私の長い治療経験から言うと、そういう典型的パターンで腰を痛めたという患者さんは意外に少ないのです。いちばん多いのは「以前から気にはなっていたのだけど、じわじわと症状を進行させてしまい、そのうちに痛みがかなりひどくなってしまった」というパターン。実際は、劇的に腰痛になる人よりも、長い年月をかけてだんだん腰痛になっていく人のほうがずっと多いようです。

もっとも、重い荷物を持つことが腰に大きな負担をかけることは事実です。私は、**「30キロ以上のものは持たないようにすること」**をすすめています。とくに腰の椎間板に不安を抱えている人は、重いものを持つ作業はなるべく避けたほうがいいでしょう。大掃除や引っ越しなどで家具や荷物の移動がある場合は、なるべく家族などの身近な人の手を借りることをおすすめします。

そして、どうしても重い荷物などを持ち上げなくてはならない場合は、荷物の前に一度しゃがんで、荷物を自分の体に引きつけてから、下半身全体の力を使ってゆっくり持ち上げるようにしてください。

くれぐれも、ひざを伸ばしたままの状態から腰を曲げて荷物を持ち上げようとしてはいけません。そういう持ち上げ方をすると、荷物の重量を含めた上半身の荷重が集

荷物の持ち上げ方

床の重い荷物を持ち上げるとき

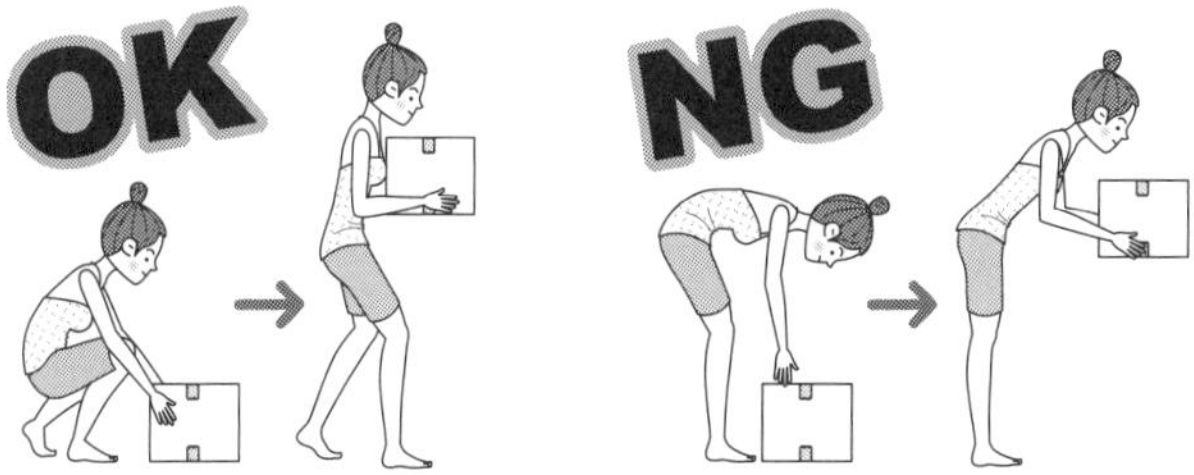

地面の軽いものを拾うとき

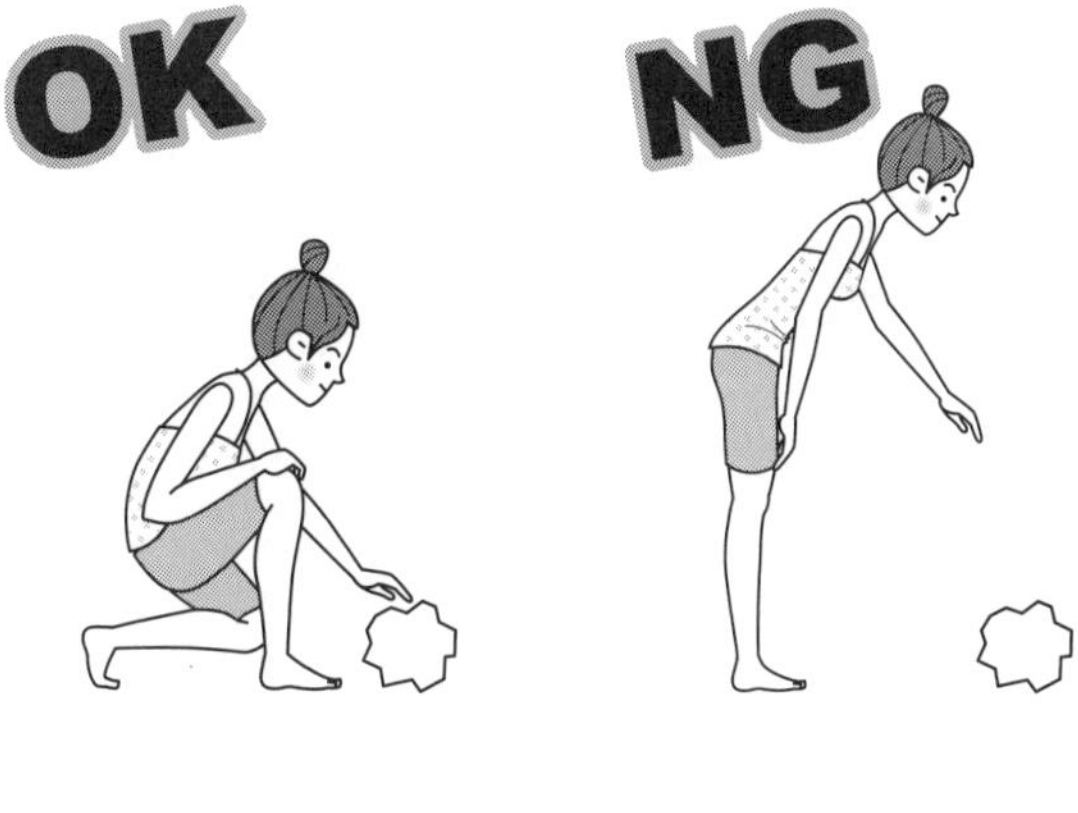

中的に腰椎にかかることになってしまいます。ですから、地面や床の荷物を持ち上げるときは、必ずいったん荷物の前にしゃがむことを意識づけておくようにするといいでしょう。

なお、持つときに気をつけるべきは重いものだけではありません。軽いものを持ち上げたり拾い上げたりするときにも注意が必要です。

たとえば、みなさんは床に落ちたゴミを拾ったり、財布から地面に転がり落ちたコインを拾ったりするとき、立った姿勢のまま、腰を曲げて手を伸ばそうとしていませんか？　このように体を深く折り曲げると、曲がった部分の腰椎に大きな負担がかかることになってしまいます。腰を痛めないためには、やはりいったんしゃがんでから拾うように習慣づけることをおすすめします。

とにかく、**地面や床のものを持ったり拾ったりする際は、必ず「腰を曲げるのではなく、ひざを曲げる」**こと。毎日の生活でこれを意識しておくだけでも、腰椎にかかる負担をだいぶ減らせるのではないでしょうか。

日常生活の「しゃがむ」「かがむ」のシーンに注意する

毎日の生活には、しゃがんだりかがんだりしながら、腰を曲げて行なう作業のシーンがけっこう多いものです。

ずっとしゃがみながらトイレやお風呂を掃除したり、腰を曲げてしゃがみながら庭の草取りをしたり、台所で前かがみになりながら料理の下ごしらえをしたり……いずれもずっと作業を続けていると、腰を伸ばしたときに「イタタタタ……」ということになりますよね。

このようにしゃがんだりかがんだりして行なう作業は、腰椎に負担がかかるもの。ですから、なるべく腰を曲げずに行なう意識を持つようにしてください。できるだけ背骨を床に対して垂直にしたまま行動するようにするのです。

すなわち、トイレやお風呂を掃除する際は、なるべく背すじを伸ばしながら行なうようにします。庭の草取りの際はイスなどに座り、シャベルなどの草取り用の道具を使ってなるべく腰を曲げずに行なうようにする。台所で包丁を使ったり洗い物をしたりする場合は、あらかじめキッチン台に体を近づけて立って、おなかをぴったりくっつけて行なうようにすると前かがみになるのを避けられます。キッチンが低く感じられる場合は、左右に足を開いて作業を行なうようにするといいでしょう。こういった意識を持って姿勢の工夫をしていくことが、腰を守っていくことにつながっていくわけですね。

なお、腰に注意を払うのをつい忘れてしまいがちなのが、顔を洗うときです。朝、いつものように洗面台に向かい、顔を洗おうと身をかがめたとき、いきなり腰に激痛が……というのもよくある話です。

こうした洗顔時の腰のトラブルを避けるには、左右に足を広げて身を低くし、両ひじを洗面台につけながら、顔を洗うようにすることをおすすめします。この場合、ポイントになるのは「両ひじをつける」という点。体の一部をつけて体重を預けると、それだけで体幹が安定して、腰椎にかかる負担が大きく減るものなんですね。ですから、腰痛持ちの方がかがむ姿勢をとる際は、できるだけ、壁や柱、家具などで体を支える習慣をつけるといいでしょう。

ついでに申し上げておくと、大きなくしゃみや咳をした際に、ぎっくり腰になるようなケースもあります。くしゃみや咳をすると、その瞬間、腰が深く曲がることになりますし、非常に大きな衝撃と圧力が腰椎にかかるものなんですね。そして、この際も、手で柱をつかむなど、体の一部を何かに預けていると、腰にかかる負担をかなり減らすことができます。**くしゃみや咳が出そうになったら、とっさに何かをつかむ習慣をつけておく**といいのではないでしょうか。

それと、くしゃみや咳に関しては、背すじをまっすぐ伸ばしておくだけでもだいぶ違います。背筋や腰に力の入った姿勢をとっていると、くしゃみの際に腰椎にかかる衝撃が少なくなるのです。ちょっとヘンな表現ですが、**「くしゃみをするのにも、正しい姿勢ですることが大切」**なわけですね。

ハンドバッグよりもリュックサックのほうがおすすめ

荷物の持ち方でもうひとつつけ加えておきましょう。

手にものを持つ際は、できるだけ「左右均等」を意識するようにしてください。いつも同じ側の手でカバンを持っていたり、いつも同じ側の肩にショルダーバッグをかけていたり、いつも同じ側の手でショッピングバッグを提げていたり……。そういうふうにいつも同じ側ばかり使っていると、体の重心が偏り、腰椎や骨盤にもバランスの悪い力が加わって歪みなどにつながってしまいます。そうならないように、常に左右同じくらいの重みがかかるように荷物を持つのです。

身近な例を挙げるなら、**通勤の際のカバンは、ハンドバッグやショルダーバッグよりも、リュックサック**にするほうが左右の偏りを防ぐことができます。ファッション的にどうしてもハンドバッグやショルダーバッグのほうがいい方は、小まめに左右を換えて片側だけに偏らないようにしてください。また、スーパーなどでたくさん買い物をしたような場合も、二つの買い物袋に分け、両方とも同じくらいの重さにして両手で持つようにしてください。朝、ゴミを出すときなども、量が多いなら、二つに分けて両手で持つようにするといいでしょう。

いずれも些細な心がけですが、ちょっとした左右の偏りであっても毎日習慣としてくり返すとなると、いずれ積もり積もってバカにできない問題に発展していくものなのです。常日頃から「左右均等に持とう」という意識を持っている人とまったく意識していない人とでは、姿勢の崩れや関節の動きにも、ゆくゆく大きな差がつくと思ったほうがいいでしょう。

なお、左右両手に荷物を持つ際は、荷物を下げた両腕を後ろに引いて、重心を後ろ寄りに預けながら運ぶようにしてください。そうすると、背骨という「柱」に重心が載って、正しい姿勢をキープしながら楽に荷物を運べるはずです。

全身浴はOK。半身浴は首や肩を冷やすのでNG

さて、次は入浴についてのアドバイスです。

人間の関節は冷えると動きが悪くなってトラブルを起こしやすくなります。おそらく、体が冷えると腰やひざが痛くなるという方も多いことでしょう。

だから、関節は常に温めて使っていく心がけが大切。そして、日常の生活においてもっとも簡単かつ効果的に体を温めることができるのが入浴です。お風呂でしっかり温まると、普段は動きの悪い関節も、見違えるように動きがよくなります。関節をスムーズに動かして、体の動きや姿勢をよくしていきたいならば、**入浴という「関節がよく動く絶好の機会」を利用しない手はない**のです。

おすすめのお風呂の入り方

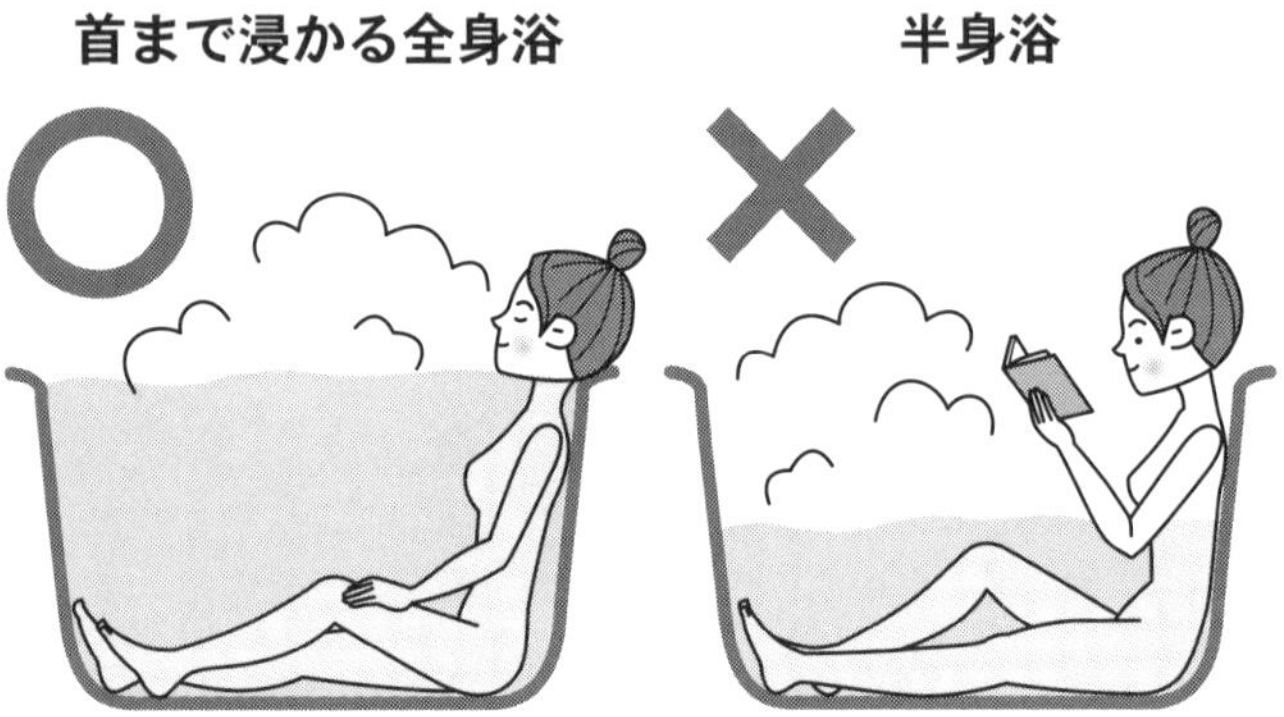

私が推奨する入浴スタイルは全身浴です。39度くらいの少しぬるめのお湯に全身ゆっくり浸かるようにしてください。心身の力を抜いてリラックスし、最低でも10分は湯船に浸かっているようにしましょう。**半身浴はおすすめしません。なぜなら、半身浴は首や背中が冷えやすいから。**首から背中を走る脊柱起立筋は腰につながっているので、首や背中が冷えると、腰にも冷えが伝わってトラブルを起こしやすくなるのです。ですから、毎日、たっぷりのお湯に首まで浸かって、体を芯から温めるようにしてください。

　夏場などは、湯船に浸からずにシャワーだけで済ませてしまう人も多いようですが、シャワーでは体を温める効果は得られません。夏は冷房風にさらされることが多く、体を温めずにいると冷えがどんどんたまって、自律神経の働きが不安定になってしまいます。それがもとで、秋になってから体調を壊したり腰痛を悪化させたりすることも多いので、**夏場こそしっかり湯船に浸かって体を温める**ようにしてください。

あと、入浴に関する注意事項をいくつか挙げておくと、まず、シャンプーをする際、前かがみにならないように気をつけてください。立って髪を洗うなら問題ないのですが、低いイスに座りながら髪を洗うと、どうしても腰を丸めがちになってしまいます。高めのイスに座り、なるべく背中や腰を伸ばして洗うようにしましょう。

また、入浴後は、ドライヤーで髪をよく乾かすようにしてください。濡れた髪をそのままにしていると、首を冷やす大きな原因になります。とくに髪の長い人は、念入りに髪を乾かす習慣をつけるようにしましょう。

さらに、湯冷めしてしまうのは、せっかくの入浴効果を台無しにしてしまうようなもの。せっかく温まった体を冷やしてしまわないように注意しましょう。それと、全身浴はのぼせやすく、血圧も上がりやすいので、血圧が高い方や心臓が弱い方は、十分にご注意ください。

「お風呂エクササイズ」で関節をリセットしよう

私は、お風呂という空間は、「心身のリセットルーム」であると同時に「関節のリセットルーム」だと思っています。

日頃は痛くて思うように動いてくれない関節も、お風呂でよく温まった状態なら、スムーズに動いてくれるもの。たとえば、四十肩・五十肩の人であれば、普段はほんの少し動かしても痛いような状況であっても、お風呂の中でなら肩を回したり腕を上げたりすることができるものです。また、ひざが痛くて正座ができないような人も、お風呂の中でなら正座をすることができるでしょうし、ひざを曲げ伸ばしすることもできるでしょう。

このように、入浴中、痛む関節や動きが悪くなった関節を意識的に動かして、少しずつ可動域を広げていくといいのです。

また、腰痛の不安がある方は、湯船の中で意識的に腰を反らす動きをするのがおすすめです。体や足を伸ばせる横長のタイプのお風呂であれば、浴槽のふちにつかまってうつ伏せになり、腰を大きく反らせるのを習慣にするといいと思います。これは、64ページで紹介した「腰反らしエクササイズ」をお風呂の中で行なうようなものですね。箱型の狭いお風呂でも、座って温まりながら、腰にグッと力を入れて反らすのを心がけるといいでしょう。

さらに、59ページの「あご押しエクササイズ」もお風呂の中でやれば、よりストレートネックを解消しやすくなるでしょうし、62ページの「胸張りエクササイズ」もお風呂の中でやれば、よりねこ背を解消しやすくなるでしょう。いずれも、関節がよく温まった状態でやれば威力倍増です。まあ、ちょっとした「お風呂エクササイズ」のようなものですね。

どうです？　みなさんもこうしたエクササイズを行なって、お風呂を関節や姿勢矯正の場にしてみてはいかがでしょうか。

なかには、「ウチのお風呂は浴槽が狭いから、そんなにいろいろなエクササイズはできないよ」という方もいらっしゃるかもしれませんが、そういう方は日頃はできる範囲の動きをするだけにとどめておいて、たまに近くの**「健康ランド」「温泉スパ」や「スーパー銭湯」に出かけてみる**のはいかがでしょう。

肩こり　お風呂で胸張りエクササイズ

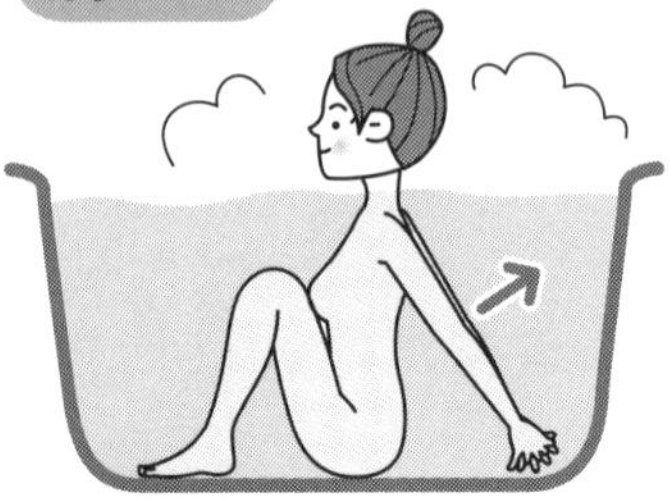

お風呂内でよく温まってから、背中で組んだ両手を上げていく。両肩と肩甲骨を後ろにシフトすることを意識しながら胸を張る。正座で行なってもＯＫ。

ひざ痛　お風呂でひざの曲げ伸ばし

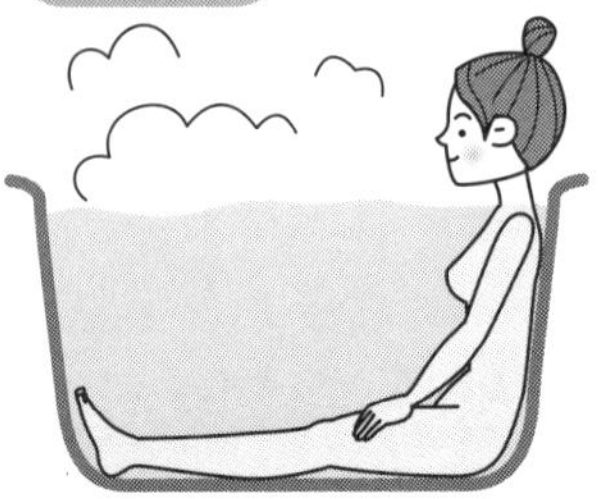

1. お尻を浴槽の底につけ、ひざをまっすぐに伸ばす。

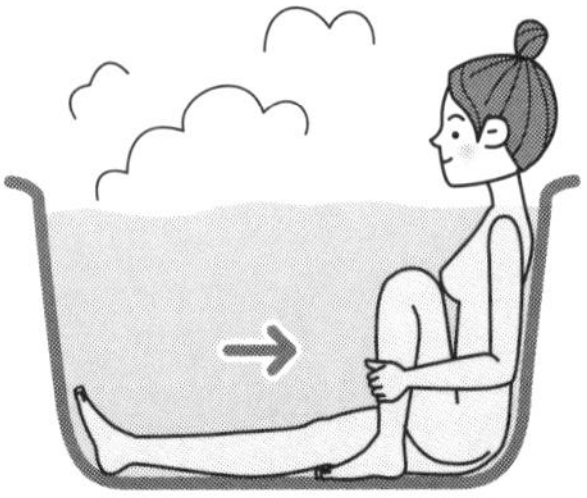

2. 十分に伸びきったらひざを曲げ、手でひざを抱えながらかかとがお尻につくくらいまで十分に曲げる。
1と2をくり返す。

ひざ痛　お風呂で正座

全身よく温まってから、浴槽内で正座をする。普段ひざが痛くて正座ができない人もお風呂内なら痛みなくできる可能性大。

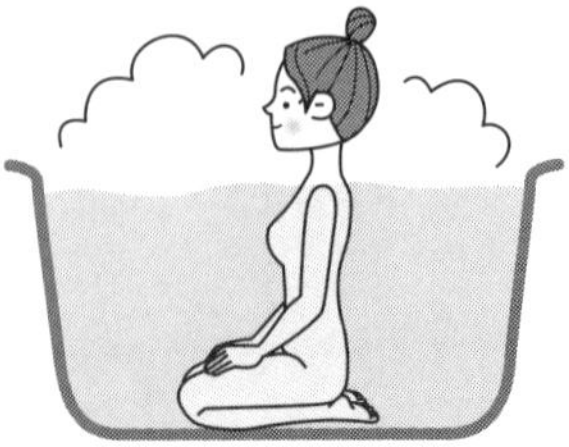

腰痛　お風呂で腰反らしエクササイズ

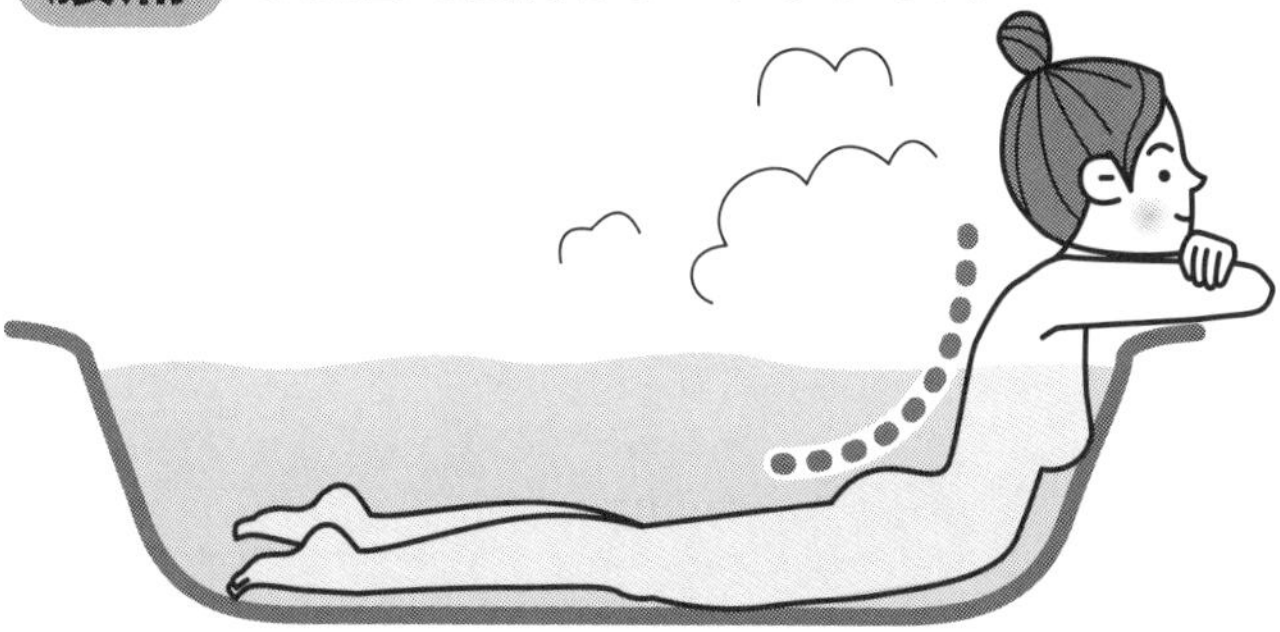

浴槽のふちにつかまって、うつ伏せになり、体を伸ばす。腰を大きく反らせるのを意識して、反った状態を１分ほどキープする。

肩こり　お風呂で肩回し

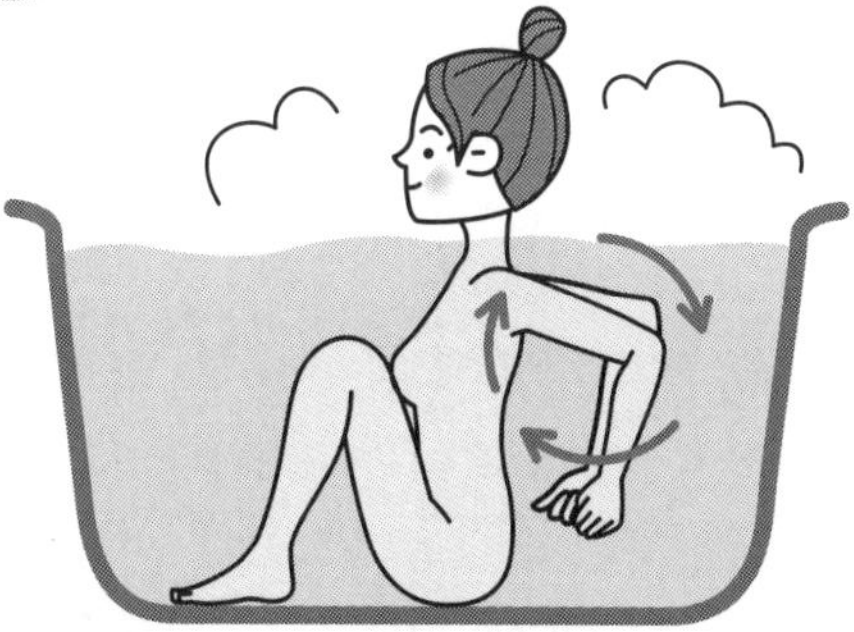

肩関節と肩甲骨を大きく動かすようなつもりで肩を回していく。両方同時にやっても片方ずつやってもＯＫ。四十肩・五十肩の人は、痛むほうの肩を少しずつゆっくり回していくのがおすすめ。

今は、そういうお風呂を楽しむ施設が増えてきましたよね。ああいった広いお風呂であれば、時間をかけてゆっくり温まりながら、いろいろな関節を動かすことができるはず。ジャグジーのついたお風呂などもあるので、心ゆくまで肩や腰などの関節をほぐすことができそうです。腰がつらいようなときは、休憩や食事を挟みながら、1日2回、入浴してもいいと思います。きっと、たまの〝プチぜいたく〟のようなつもりでそうしたお風呂施設に行くようにすれば、関節も大喜びするのではないでしょうか。

とにかく、**関節の動きは、お風呂の入り方や工夫次第でとても大きく変わってくるもの**なのです。さあ、みなさんも今日から、関節のこと、姿勢や体の動きのことを考えて、お風呂の入り方を変えてみませんか？

第6章

姿勢を変えれば人生が変わる

“身体知”を心得ているかどうかで人生に大きな差がつく

よく「日本人は姿勢に対する意識が低い」と言われます。

たしかにそう言われても仕方ないでしょうね。

みなさんも、子どもの頃から「勉強しなさい」とはやかましく言われても、姿勢についてはあまりとやかく言われたことがないという人がほとんどなのではないでしょうか。

これが欧米人であれば、幼い頃から姿勢の大切さを学ばされます。そのため、ナイフとフォークの持ち方を覚えるように、すごく当たり前のこととして、自然に正しい姿勢や正しい体の動かし方が身につくのです。

でも、私は思うのですが、こういった**自分の体を扱う「知識」や「技術」をしっかり学んでおくことは、一種の“身体知（身体的教養）”のようなもの**であり、算数や国語などの勉強を学ぶよりもずっと大切なのではないでしょうか。

これまでの章で述べてきたように、ちょっと姿勢を変えたり重心のかけ方を工夫したりするだけで、関節の痛み方は大きく変わってきます。その〝身体知〟を心得ているかどうかで、後々の人生で関節トラブルに苦労するハメになるかどうかが決まってくるのです。先にロコモティブ・シンドロームの話をしましたが、老いてから苦労するハメになるかどうかも、これによってかなり違ってくるといっていいでしょう。自分の体を正しく扱う〝身体知〟を心得ているかどうかで、その人の人生が大きく左右されることになるわけです。

私たち日本人は、こういう「コトの重要性」にもっとしっかり目を向けていく必要があると思います。正しく体を扱う基本スキルをちゃんと学んで身につけているかどうかで、その人の一生にものすごくいろいろな影響がもたらされるということをもっと知るべきでしょう。

私は、**正しい姿勢や体の動かし方をマスターして、関節がなめらかに回るようになれば、その人の人生もうまく回り出す**と考えています。すなわち、姿勢や体の動かし方を変えれば、その人の人生も変わっていくのです。

しかも、仕事面での評価が上がったり、美容面での調子がよくなったり、精神面でも物事に前向きにチャレンジするようになったりと、いろいろなことがうまくいくようになるのです。

この最終章では、姿勢や体の動かし方を正しく変えると、いかにすばらしい恩恵がもたらされるかについて見ていきます。ぜひみなさん、これまでの姿勢に対する意識を改めて、自分を変えていきましょう。そして、姿勢から自分の人生を変えていくようにしましょう。

体がたるむのも引き締まるのも姿勢次第

正しい姿勢や正しい体の動かし方をしていると、これからの人生でいかにすばらしいことが起こるか。ここから「スタイル面」「美容面」「仕事面」「精神面」の四つに分けて見ていくことにしましょう。

まず、スタイル面について。

私は、メリハリのついた**美しいボディをキープしたいのであれば、姿勢をよくすることがいちばんの近道**だと思っています。体がたるむのも体が引き締まるのも、すべては姿勢次第と言っていいでしょう。

　そもそも人間の体は、上から下までたくさんの関節という〝歯車〟が連なって動いているようなものです。正しい姿勢をとっていると、一つひとつの歯車がかみ合って、体はきれいで無駄のないしなやかな動きをすることができます。すると、使われるべき関節が使われ、働くべき筋肉が動かされて、代謝がアップし、体脂肪が無駄なく燃やされるようになっていきます。そのため、体の引っ込むべきところが引っ込んで体が引き締まっていくのです。

　一方、悪い姿勢をとっていると、関節という歯車がうまくかみ合わなくなり、あちこちに負担のしわ寄せが生じ、体はおのずとぎくしゃくとしてきて無駄の多い動きをするようになります。すると、特定の関節ばかり使われて他の関節はあまり使われないという状況になり、筋肉にも、いつも緊張しっぱなしの筋肉とあまり使われない筋肉とが出てくるようになります。そして、**あまり使われない筋肉がたるんでいく**ことになるんですね。筋肉が使われないためにエネルギーが消費されず、そこへ余分な体脂肪が集中的にたまっていくことになるのです。とりわけたるみやすいのが、おなかやお尻、太もも、背中など。普段から姿勢が悪い人は、こういう部分にあまり力を入れていません。それで、こうした「使われない部分」に脂肪がたまり、どんどんたるんでいってしまうというわけです。

みなさん、スタイルのキープにいかに姿勢が大事か、おわかりいただけましたでしょうか。

なお、先の章でも少しだけ触れましたが、体に脂肪がたまりやすいかそうでないかには、骨盤の仙腸関節が大きく影響しています。

なぜかと言うと、**仙腸関節の動きが悪いと、腰のインナーマッスル（深層筋）があまり動かず、代謝が落ちて、おなか、お尻、太ももなどの下半身に脂肪がたまりやすくなる**のです。逆に、仙腸関節の動きがいいと、腰のインナーマッスルがさかんに動かされて代謝が上がり、周辺部分の脂肪がさかんに使われるようになっていきます。

このため、関節包内矯正を行なって仙腸関節の動きをよくすると、食事制限や運動をがんばっているわけでもないのに、自然にすっきりとやせていく方が多いのです。

みなさんはうすうすわかっていることと思いますが、姿勢のいい人に太った人やたるんだ人はいません。

ぜひみなさん、正しい姿勢を身につけ、関節という歯車を正しく回して、たるみのない引き締まった体をキープしていくようにしましょう。

関節が回り出すと、美容の歯車もうまく回り出す

次は、美容面の効果についてです。

女性の方であれば、姿勢がきれいかどうかがその人の美しさにどんなに大きく影響するか、当然ご承知のことと思います。

背を丸めているか、背を伸ばしているかだけでも、その人が他人に与える印象は大きく変わります。いつも頭を高く上げ、背すじをスラッと伸ばしている女性は、とても凛々《りり》しく輝いて見えるものです。きっと、この本を参考にされて正しい立ち姿勢や歩き姿勢をしっかりマスターされたなら、それだけでみなさんが「他人に与える美しさのイメージ」は何倍にもアップすることでしょう。

でも、それだけではないのです。

たとえば、普段から関節ケアや姿勢ケアを行なっていると、全身の血行がたいへんよくなります。とりわけ**仙腸関節は全身の血行を促すポイントであり、この血行促進効果により美容へのさまざまな好影響が期待できる**のです。私の患者さんの例で言え

ば、仙腸関節の機能を回復させたあと、血色がとてもよくなって、肌のツヤやお化粧のノリがよくなったという方が大勢いらっしゃいます。これも血流がよくなったおかげと考えていいでしょう。

また、**血行がよくなったために冷え性が治ったり、生理痛、生理不順が改善した方もいらっしゃいますし、便秘が解消したという方も大勢いらっしゃいます。**こうした女性に多いプチ不調は、肌や髪のコンディションにも大きな影響を与えているもの。日頃の体調の悩みがすっきりと解消されることにより、美容面で好調をキープしていくことができるようになっていくのです。

いかがでしょう。

このように、姿勢がピシッと決まって、ちゃんと動かすべき関節を動かしていると、体調や肌、髪の調子がよくなって、〝女性をきれいにするサイクル〟がうまく回り出すようになるのです。きっと、関節という歯車がうまく回り出すと、美容の歯車もうまく回り出すものなのではないでしょうか。

仕事の評価は「姿勢がきれいな人」に有利に傾く

さて、仕事面に対する姿勢の効果についても言及しておきましょう。

正しい姿勢や正しい体の動かし方が身につくと、関節がスムーズに動き、楽に体を動かせるようになります。

そうすれば、当然フットワークがよくなります。それまでは体を動かすのがめんどうで、腰が重かったような仕事に対しても、抵抗なく体が動くようになるはずです。また、これまでは行けなかったところへ行けるようになったり、これまでは会えなかった人にも会えるようになったりして、仕事の行動範囲も大きく広がっていくのではないでしょうか。すなわち、**姿勢がよくなって体がよく動くようになると、仕事により活動的に取り組めるようになって、仕事の幅が大きく広がっていく**のです。そうなれば、よりチャンスにも恵まれやすくなり、成功やステップアップを得られる可能性もグッと高まるのではないでしょうか。

それに、何より上司や同僚など、周囲からの視線が変わってくるでしょうね。

たとえば、仕事中、いつもだらしなく背中を丸めてキーボードを打っている人と、いつもきれいに背筋を伸ばしてキーボードを打っている人がいたとしたら、みなさんはどっちの人に「仕事ができる」という印象を持ちますか？　当然、姿勢がいいほうに決まってますよね。このように、だいたい同じくらいの能力の人がいて、一方が姿勢がよく、もう一方が姿勢が悪かったとしたら、第三者が下す評価は、絶対と言っていいほど姿勢がいい人に有利に傾くものなのです。

とりわけ**正しい姿勢は、「仕事ができるイメージ」「誠実で信頼感のあるイメージ」に直結しています。**もともと仕事の評価はかなり「見た目のイメージ」に左右されているものなのですが、とりわけ「普段の仕事中にとっている姿勢の影響」は突出して大きいと言えるのではないでしょうか。

このため、オフィス内でいつもキリッとした正しい姿勢をとっていると、その人は自然に周りから一目置かれるようになっていくのです。**「いつもきれいな姿勢をしている」というだけで評価が高まっていくもの**なんですね。

だから、この「姿勢の効果」を、仕事に生かさなかったら損というもの。みなさんも仕事中はとくに姿勢に気を払い、その〝効果〟をうまく利用しながらステップアップを果たしていくようにしてください。

「姿勢」が固まると「心のフォーム」も固まる

さらに、姿勢が精神面に及ぼす効果も見逃せません。

みなさんは、うつむきながら背中を丸めて歩いているときと、背すじをピンと伸ばして歩いているときと、どちらが気分よく歩けますか？

当然、これも姿勢がいいほうに軍配が上がりますよね。うつむきながら背中を丸めているると、自然にとぼとぼとした歩き方になって、気持ちもマイナス方向へ傾いていってしまうもの。でも、**頭を高く上げて背筋をまっすぐ伸ばして歩いていると、自然に手や足もよく動いて、気持ちがプラスの方向へシフトしていく**のではないでしょうか。きっと、サッサッと小気味よく歩いているうちに気分が高揚してきて、「よしっ、元気を出してがんばるぞ」というモードになっていくはずです。

つまり、姿勢が上向きになると、心も上向きになるものなのです。姿勢は人の心の動きとも密接につながっているんですね。

姿勢が上向きだと心も上向き

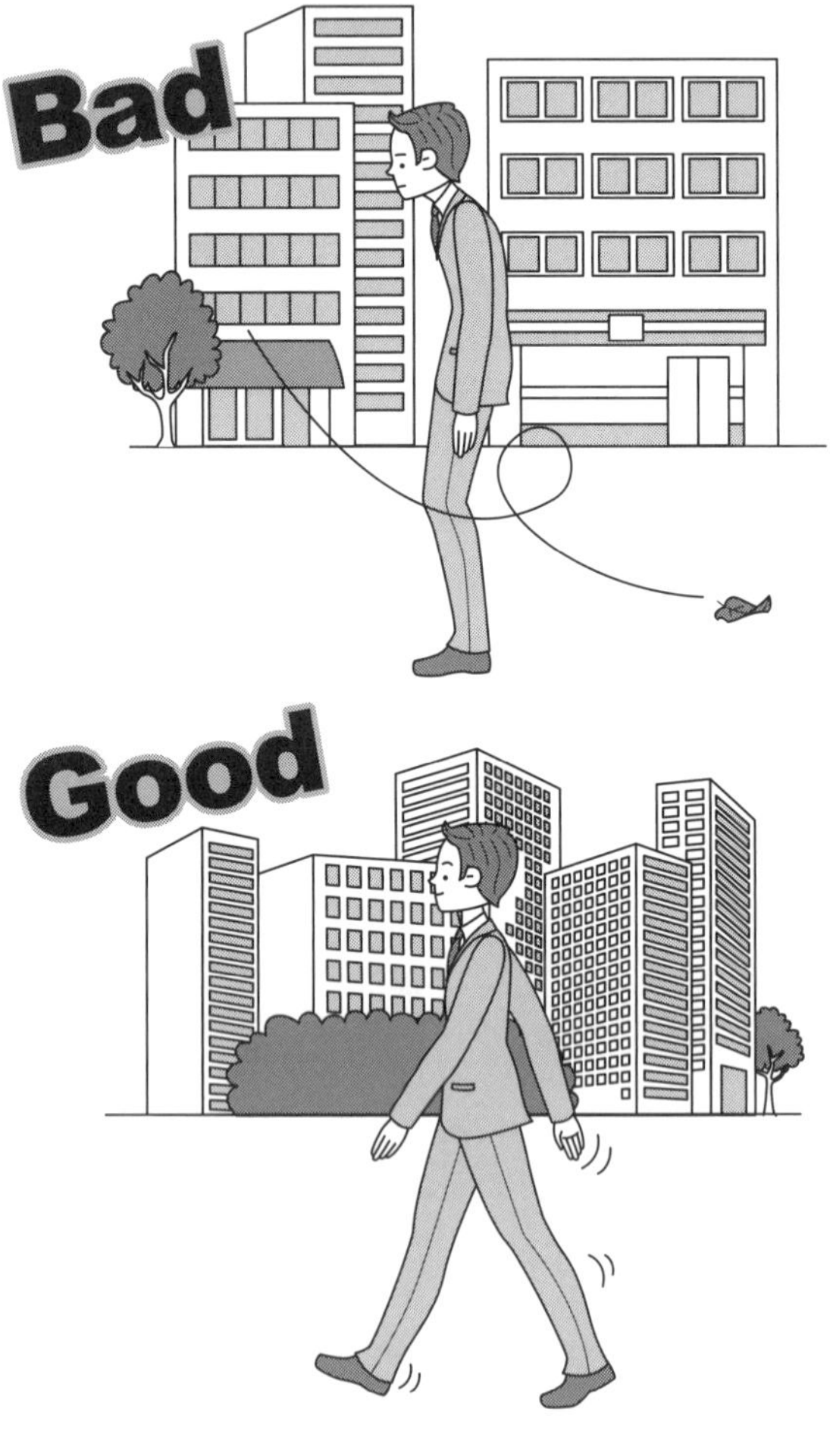

私は、**姿勢には精神面を立ち直らせる働きもある**と思っています。

だって、考えてみてください。ひどく落ち込んだようなときやブルーな気分になりそうになったとき、頭をピシッと高く上げて、腰に力を入れて背中をシャキッと伸ばせば、それだけで気持ちがしゃんとしてきませんか？　すなわち、意識して姿勢を正すと、マイナスに傾きそうだった気持ちが立ち直り、精神をリセットすることができるのです。

それに、正しい姿勢や正しい体の動かし方が身につくと、物事に対する考え方が前向きになって、新しいことややったことがないようなことに対して、積極的にチャレンジをするようになってくるもの。私の患者さんにも、痛みが消えて体を楽に動かせるようになってから、いろんなことにチャレンジされるようになった方が大勢いらっしゃいます。きっと、関節という歯車が正しく回り出すと、心の歯車もしっかり前を向いて回り始めるものなのでしょうね。

私は、人間という生き物は、**姿勢がきちんと固まると、心のフォームも固まる**ものなのだと思っています。まっすぐ立つ、きれいに座る、正しく歩く……日頃からそうしたフォームを意識していると、心のフォームもおのずとピシッと固まるものなのです。仏教の修行では、姿勢を正して座禅を組み精神を統一するものですが、それも同様の効果を期待しているのだろうと思っています。

ぜひみなさんも、姿勢と心のつながりを意識しながら、正しいフォームを身につけていくようにしてみてください。こういうふうに、姿勢から心をコントロールしていく習慣を持っていれば、日頃抱えている悩みやストレスも少なくしていくことができるのではないでしょうか。

楽なほうばかりに傾かないよう自分を律していこう

さて――

ここまで、「正しい姿勢を身につけると、こんなにすばらしいことがあるよ」ということを紹介してきたわけですが、みなさんいかがでしょう。「よしっ、今日から姿勢を変えていくぞ！」という気持ちになりましたでしょうか。

とにかく、姿勢を変えていくには、「もう、いまのままではいけない……自分から積極的に変えていこう」という気持ちになることが一番大切です。この本の「はじめに」のところでも述べましたが、「いま、姿勢を変えること」が、何十年も経ってから「将来の自分」のためになるんだという〝つながり〟の意識を持ってチャレンジしていくようにするといいのです。

日頃、正しい姿勢をとっていることが、自分の将来にとってどれだけ大きなプラスになるのか、逆に、このまま悪い姿勢や間違った体の動かし方を続けていることが、自分の将来にとってどれだけ手痛いマイナスになるのか。その辺の損得勘定をしっかり考えたうえで、「10年後、20年後の自分」をイメージしながら体を動かしていくといいでしょう。

私は、**正しい姿勢づくりのいちばんのコツは、「楽なほうにばかり傾かない」という意識を持つこと**だと思います。

ふかふかのソファに身を委ねることは、一時は楽に感じるでしょうが、長い目で見れば姿勢を崩し、腰椎を痛めることにつながります。デスクワーク中、背中を丸めたり、ほおづえをついたりするのも、一時は楽に感じても、ゆくゆくは姿勢を崩してしまうことにつながります。そういう意識をしっかり持って、**「将来の自分」のために「一時の楽な姿勢」に流れないい**ようにしていくのです。

人間は、ややもすれば、楽なほう楽なほうへとどんどん流されていってしまうもの。誰だって、いつも折り目正しくきちんとしているよりも、ゆったりと楽にしているほうがいいに決まっています。でも、その〝快楽〟の誘惑をグッとこらえて、自分を律していく姿勢が求められるのではないでしょうか。

たとえばみなさん、食べ物の好き嫌いを例にして考えてみてください。

食べ物の好き嫌いは誰にでもありますが、好きなものばっかり食べていたらたちまち病気になってしまいますよね。イクラが好きだからと言って毎日イクラばかり食べていたら、ぐんぐん尿酸値が上がって痛風になってしまうでしょうし、ケーキが好きだからと言って毎日ケーキばかり食べていたら、あっという間に糖尿病になってしまうかもしれません。

つまり、姿勢もそれと同じなのです。

たまには好きなものを食べたっていいし、たまには楽な姿勢をとったっていい。でも、いつもいつも楽な姿勢ばかりしていたらダメ。いつも体に楽をさせていると、（好きなものだけ食べて病気になってしまうように）関節に悪い影響が出て、てきめんに首痛や腰痛、肩こりなどのトラブルが現われるようになっていってしまうわけです。

ですからみなさん、**「目先の楽さ」「一時の楽さ」に惑わされずに、中長期的な展望を持って自分を律していく**姿勢が必要なのです。要するに、「こんなにソファばかりに座っていたら、将来、腰痛で苦しむことになるかもしれないな」「こんなに毎日ねこ背で仕事をしていたら、将来の自分はひどい姿勢になってしまうだろうな」というように、長期的なスパンで目の前のことを考えて、意識的に姿勢を正していくべきなんですね。

おそらく、そういう姿勢への意識を持っている人と持っていない人とでは、将来、びっくりするくらいの大きな差がつくことになるのではないでしょうか。

そして――

しっかりと自分を律して姿勢をコントロールしていくことができるようになれば、みなさんの人生は大きく変わっていくことでしょう。

普段から姿勢の悪い人には「どこか痛くなったら誰かに治してもらおう」といった依存的な考え方の人も少なくないのですが、おそらくそういう人も、この本で紹介してきたことをちゃんと実践しさえすれば、大きく変わっていくはずです。きっと、自分

中長期のスパンで姿勢について考えよう

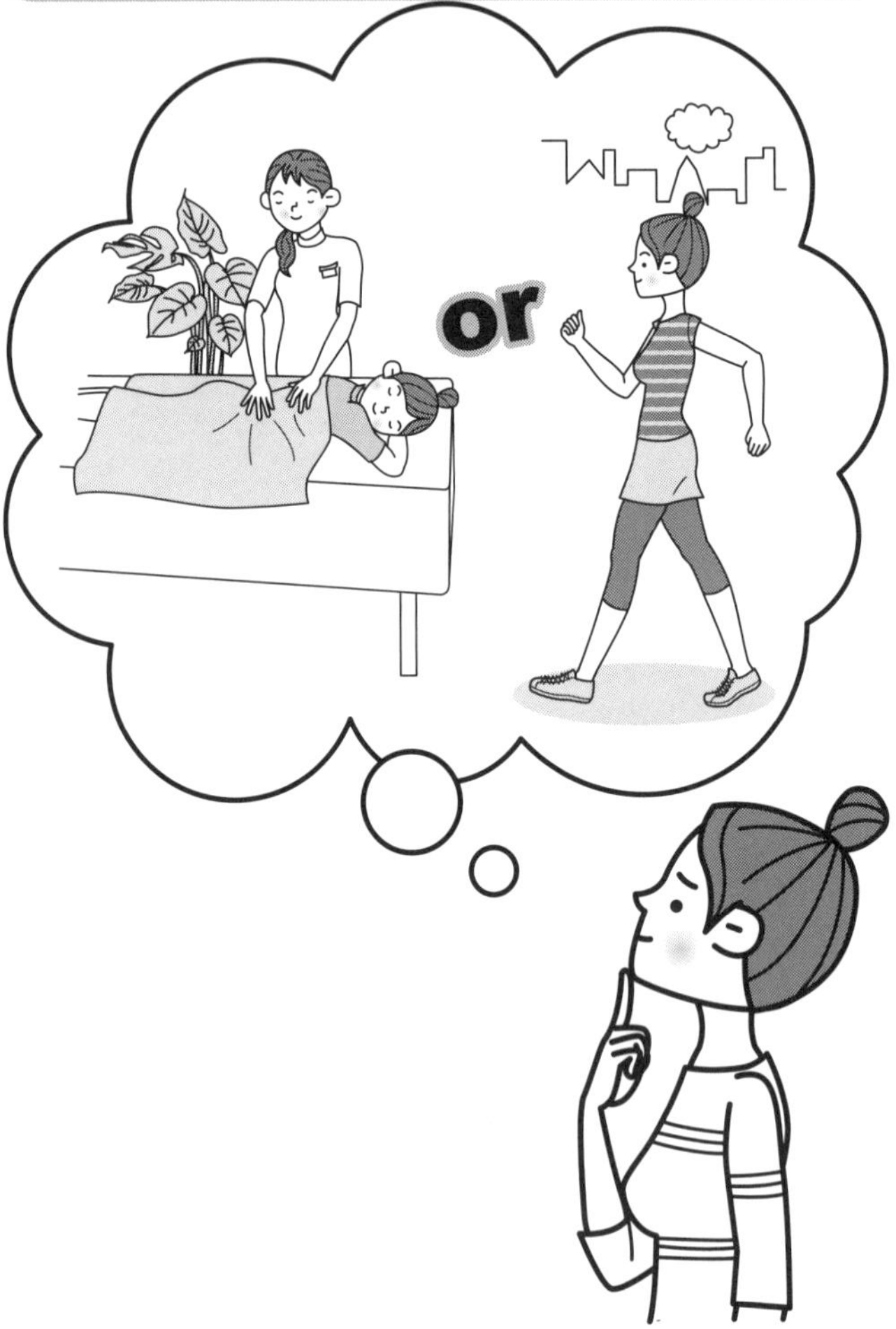

で自分の姿勢を直し、自分で自分の不調を治して、自分で自分を変えていくことができるはずです。そして、自分で自分の人生を変え、自分で自分の未来を変えていくことができるのではないでしょうか。

私は、**人は自分を律することで変わっていくもの**なのだろうと思っています。

そのためには、目先のことにばかり流されているのではなく、中長期的なスパンで自分をとらえていかなくてはなりません。いま、**姿勢を律しておくことがいかに未来の自分の役に立つかということをしっかり見据え、自分のフォームをしっかり固めていく**べきなのです。

自分のフォームが固まれば、体のフォームも心のフォームもしっかり定まって、人生のフォームも揺るぎないものになっていくことでしょう。関節という歯車がかみあって回り出すと、人生の歯車もかみあって動き始めるのです。さらに、それによって「健康で一生痛まない体」をキープできるようになり、より充実した人生を送っていけるようになるのではないでしょうか。

だからみなさん、自分から変わっていきましょう。

姿勢を変え、体の動かし方を変えて、自分で自分を変えていきましょう。姿勢を変えて、「痛まない自分」「きれいな自分」「仕事のできる自分」「いつも気分のいい自分」「長生きできる自分」へと変わっていきましょう。

いま、**姿勢のフォームを固めることが、みなさんの将来の人生のフォームを固めることにつながる**のです。

みなさん、姿勢から人生を変えていきましょう。姿勢の力を存分に引き出して、新しい自分の未来を切り拓いていこうじゃありませんか。

あとがき

読んでいただき、ありがとうございました。

国民病と言われている肩こりや腰痛は、進化し続けている我が国の医学の中で残念ながら取り残されています。肩こり、腰痛には老化や外傷的なものも一部ありますが、大部分は日常生活の動作や姿勢が大きく関与しています。老化が原因でない理由のひとつに、肩こりは20代、腰痛は30代に多く存在します。

文明が進み、情報機器の操作のために前かがみ姿勢が多くなり、交通の便が良くなり歩かなくなるほど、患者はより増えていくことが予想されます。患者の中には保険診療のため短い問診や、画像診断志向が強まってしまい、治ることをあきらめている方もいます。私の院では、長い問診をし、関節のメカニズムを理解していただくことに重点を置いた治療を朝から晩までさせていただいておりますが、一日で対応できる時間と人数に限りがあり、かなり先まで御予約が埋まってしまっております。お待たせすることは、大変申し訳なく、そこでこの本を出版することになりました。本当は問診などで患者に一つひとつのやり方を掘り下げながら、アドバイスさせていただくなかで理解し、実行していただきたいところではあります。

この本では普段の生活動作の中で、肩こりや腰痛を解消できるコツをまとめて書かせていただきました。他に大切なことは、自宅で安静にしすぎないこと、少々の痛みがでても、関節のメカニズムを信じて実行し、前へ前へ進んでいくことです。信じきって実行していただくことで長年の痛みが解消するというゴールにたどり着くことができるのです。また、治った方の中には、再度、症状に悩まされる方がおります。しかし、一度克服した経験やコツがわかっている方は、再び症状を解消することは難しくありません。それをくり返すうちに、健康を維持できる理想の姿勢や動作が、本当に身についていき、症状と無縁の身体になっていきます。

テレビ出演の際、姿勢の良い女優さんなどに秘訣を問うと、1時間に何回も姿勢を意識すると返事をしながら背中を反る体操をされていました。いかに日々の努力が大切であるかを痛感させられます。最後に、理論は十分にわかっていただいたと思います。あとは実行するか、しないかだけです。人生の最後の一瞬まで元気に楽しく過ごされることを心より祈っております！　また、最後に私を支えてくれております弊社のスタッフ、及び家族に感謝致します。

酒井慎太郎

酒井慎太郎（さかい　しんたろう）

さかいクリニックグループ代表。柔道整復師。整形外科や腰痛専門病院、プロサッカーチームの臨床スタッフなどの経験を生かし、腰痛やスポーツ障害の疾患を得意とする。解剖実習をもとに考案した「関節包内矯正」を中心に、難治の腰痛、首痛、ひざ痛などの施術を1日に170名以上行なっている。アーティストのL'Arc-en-Cielのhydeさん、野球の高橋由伸選手、格闘家の山本〝KID〟徳郁選手、ボクシングの内藤大助選手、俳優の十朱幸代さん、村井国夫さん、落語家の笑福亭鶴瓶さん、歌舞伎の中村福助さん、タレントの優木まおみさん、アナウンサーの大橋未歩さんなど、多数の著名人の治療も手掛けている。

痛みの原因のメカニズム、それに対する施術や対処方法を模型や図、3D姿勢予測装置を使い、患者一人ひとりにわかりやすく説明することに定評があり、オリジナルの健康器具も考案、プロデュースしている。その治療実績は大きな評判を呼び、テレビをはじめ多くのマスコミで「神の手を持つ治療師」「腰痛治療界のゴッドハンド」として紹介される。また、TBSラジオ「大沢悠里のゆうゆうワイド」や東京MXテレビの「うたなび」でレギュラーを担当。著書に『腰痛は99％完治する』『肩こり・首痛は99％完治する』『ひざ痛は99％完治する』（以上幻冬舎）、『荷重関節をゆるめれば「腰・首・ひざ」の痛みの9割は自分で治せる！』（永岡書店）、『ねこ背を治せば腰・首・肩の痛みが消える！』（ビジネス社）など多数。

予約の取れない整骨院の院長が教える
酒井式　肩こり・腰痛が治る体の動かし方

2013年6月4日　初版発行

著　者　**酒井慎太郎**
発行者　**野村直克**
発行所　**総合法令出版株式会社**
〒107−0052　東京都港区赤坂1−9−15
日本自転車会館2号館7階
電話　03−3584−9821㈹
振替　00140−0−69059
印刷・製本　**中央精版印刷株式会社**

ISBN978−4−86280−359−7
落丁・乱丁本はお取替えいたします。
総合法令出版ホームページ　http://www.horei.com/